Por fin duermo

Por fin duermo

Duerme, descansa y vive:
el método que cambiará tu sueño,
tu descanso y tu vida

Nuria Roure

VERGARA

Papel certificado por el Forest Stewardship Council®

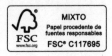

MIXTO
Papel procedente de
fuentes responsables
FSC® C117695

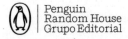

Penguin
Random House
Grupo Editorial

Primera edición: enero de 2022

© 2022, Nuria Roure
© 2022, Penguin Random House Grupo Editorial, S. A. U.
Travessera de Gràcia, 47-49. 08021 Barcelona

Printed in Spain – Impreso en España

ISBN: 978-84-18620-34-8
Depósito legal: B-17.613-2021

Compuesto en M. I. Maquetación, S. L.

Impreso en Impreso en Romanyà Valls, S. A
Capellades (Barcelona)

VE20348

ÍNDICE

A mis hijos, Joel y Joana. Mis grandes amores
Para que tengan sueños y vuelen a cumplirlos.
Para que sepamos enseñarles a volar y estar ahí,
esperando siempre, su vuelo de regreso

INTRODUCCIÓN

Volver a dormir bien le parece a quien lleva años durmiendo mal una misión imposible. ¿Cuántas personas se han resignado a dormir mal porque creen que no pueden hacer nada para mejorar su sueño? Mucha gente da por sentado, por ejemplo, que a medida que uno se hace mayor es inevitable dormir mal. En algo hemos fallado los sanitarios y especialistas en alteraciones del sueño cuando las personas que empiezan a tener problemas de sueño, sobre todo con la edad, tiran la toalla y aceptan este trastorno viviéndolo como algo normal en su día a día. A menudo las consecuencias del mal dormir —cansancio, pérdida de memoria, cambios de humor…— se atribuyen a la edad, pero qué satisfacción más grande se siente cuando, una vez recuperado el sueño, uno vuelve a sentirse vital, sereno y saludable.

Los problemas de sueño pueden solucionarse si sabes cómo hacerlo, y el objetivo de este libro es que no te conformes con la pérdida de calidad de vida ocasionada por el dormir mal y aspires a mejorar el sueño, la salud y la vida.

Empecé a escribir este libro un domingo por la tarde, al llegar a mi casa después de un fin de semana en un hotel cerca de la Costa Brava, en Girona. Estuve gozando de la naturaleza, aprovechando el tiempo primaveral para salir a dar largos paseos por la mañana. ¿Te imaginas recorrer un paisaje de montañas que terminan en acantilados sobre la playa? En este entorno idílico estaba el hotel donde me hospedé. Sin ruidos, rodeado de silencio. Con pocos huéspedes que solo nos cruzábamos en los comedores de mesas separadas. Fueron dos noches, con sus cenas y sus desayunos, unos desayunos de esos que cuando acabas te sientes mal por lo mucho que has comido, aunque en realidad más tarde lamentas no haber probado todas las delicias que te ofrecían. En resumen, un fin de semana para disfrutar de la buena comida, sana y ecológica, del silencio y de la calma, en el que no faltó un masaje en una «habitación cueva» completamente empedrada, con luz cálida y música relajante.

Describo mi fin de semana no para ponerte los dientes largos sino porque me sirve de ejemplo para explicar que el entorno puede ayudarte a llegar mejor a la noche y, por lo tanto, a dormir mejor. Porque después de un fin de semana así cabe suponer que no será difícil conciliar el sueño y dormir del tirón. ¡Seguro!

Sin embargo, por desgracia nuestro día a día no transcurre de este modo, y el fin de semana del ejemplo no es el mundo de actividad incesante que nos rodea y que afecta a nuestro sueño y nuestro descanso. Además, tal vez incluso digas: «Ni en un fin de semana como este dormiría bien, ¡y menos fuera de casa!». ¿Por qué será que hay personas que fuera de casa duermen peor y, en cambio, otras duermen mejor?

Por añadidura, el domingo por la noche, a menudo el simple hecho de pensar «Mañana ya es lunes» nos hace salir de este estado zen y ponernos de nuevo en alerta, pendientes de lo que nos deparará el día siguiente. Aunque seguramente nos sorprenda, según un estudio, el domingo es el día de la semana que peor se duerme, pues estamos bajo los efectos del *jet lag* social del fin de semana y al mismo tiempo comenzamos a activar la mente pensando en lo que nos espera durante la nueva semana. Así que cuando empieces a registrar tu sueño, debes procurar no centrarte en las noches del domingo, que son malas para casi la mitad de los mortales.

En una encuesta realizada a 4.279 estadounidenses y británicos, un 46 % de los encuestados refirieron que la del domingo era la noche de la semana que más problemas tenían para dormir. Por el contrario, el descanso del jueves por la noche era el mejor valorado.

Nuestra vida afecta a nuestro sueño. Y nuestro sueño afecta a nuestra vida. No podemos separar lo uno de lo otro ni entender una cosa sin la otra. La vigilia y el sueño forman un todo, son complementarios y se necesitan el uno al otro. El sueño es inherente a la vida.

Tras más de quince años de trabajo dedicado a los trastornos del sueño, sobre todo a estudiar y tratar el insomnio, puedo decir que todo lo que nos ocurre, tanto lo externo (lo que sucede a nuestro alrededor) como lo interno (lo que somos, cómo sentimos y pensamos), acaba afectando a nuestro sueño y nuestro descanso. Son muchísimos los factores que pueden alterar el sueño. Pensemos en las ocasiones en que tenemos un mal día en el trabajo o discutimos con la pareja. Generamos tensiones y pensamientos que más tarde influyen en el modo de conciliar el sueño y pueden hacer que nos cueste más.

Tanto lo que ocurre a nuestro alrededor y le ocurre a nuestro cuerpo como lo que pensamos y sentimos puede afectar a nuestro sueño.

Es tanto todo aquello que puede estar afectando al sueño que no resulta fácil recogerlo en un libro sencillo a la vez que completo para ayudar a mejorarlo. No obstante, gracias a los años de experiencia he podido crear un método eficaz que, sea cual sea la causa del mal dormir, contribuye a restablecer el sueño y el descanso siempre que se siga al pie de la letra.

Este método, llamado «Duerme, Descansa, Vive», está dirigido a todas las personas que duermen mal o que quieren mejorar su descanso. Independientemente de si llevan mucho o poco tiempo con problemas de sueño, les ayuda a modificar las rutinas y hábitos que les impiden gozar de un buen descanso nocturno. Está pensado asimismo para aquellas personas que toman medicamentos para dormir y se sienten inseguras en el momento de dejarlos. En cualquier caso, contribuirá a que nuestras noches no sean un problema, sino el momento de «reparar» todo aquello que hemos gastado durante el día y prepararnos para que a la mañana siguiente nos encontremos renovados y con la fuerza y la vitalidad suficientes para afrontar una nueva jornada.

El método Duerme, Descansa, Vive parte de la premisa de que el sueño no es independiente de la vigilia. El día y la noche forman un todo. No podemos tratar el sueño sin tener en cuenta cómo vivimos cada jornada, y también es imposible mejorar nuestros días si no mejoramos nuestras noches. Es por eso por lo que el método repasa todos los aspectos que pueden afectar el sueño, ya sean factores externos (diurnos o nocturnos) o factores internos (la forma de ser de cada persona o ciertas variables fisiológicas o biológicas).

Todo el mundo sabe qué es dormir; no obstante, es fundamental entender qué ocurre mientras dormimos y qué es preciso que ocurra para conciliar el sueño con normalidad y mantenerlo durante la noche. Solo así podremos cambiar aquellas cosas que interfieren en la «automatización del sueño».

¿Te acuerdas de cuando te metías en la cama y, sin hacer nada ni pensar en nada, te dormías? Pues esta automatización del sueño es la que queremos conseguir, porque no hay nada más natural que dormir, o ¿acaso necesitamos hacer algo para que el sueño aparezca? Pregunta a cualquier persona que duerma bien qué hace para dormir bien. Te dirá que en realidad no hace nada. Las personas que duermen bien se acuestan y piensan: «Mañana voy a hacer...». Las que duermen mal antes de ir a la cama piensan: «A ver cómo voy a dormir hoy...». La diferencia es que para los primeros no existe la noche, no piensan en ella, mientras que los segundos saben que antes de que llegue el día siguiente tienen por delante una noche en la que sortear el insomnio con la sola ayuda del azar. ¿Tocará hoy dormir bien o mal? La suerte está echada, ¿o no?

PRIMERA PARTE

Descubriendo el sueño, ese desconocido que nos acompaña cada noche

Mi camino del sueño

Tras finalizar la carrera de Psicología me dediqué a estudiar los trastornos del sueño porque varios miembros de mi familia sufrían lo que solo con el tiempo descubrí que eran trastornos del sueño. Un recuerdo que tengo de las noches de mi infancia en casa de mis padres es el de los ronquidos fuertes y repentinos de mi padre, y que nos despertaban a todos. En especial a mi madre, que padecía más que nadie esos ronquidos que con el tiempo se convirtieron en apnea del sueño, una patología cuyas características y tratamiento desconocíamos. Siempre decíamos: «¡Qué bien que duerme él, y nosotras sin pegar ojo!». Años más tarde, mi suegro de entonces seguía un tratamiento para la apnea y me introdujo en ese mundo que me era tan extraño. Gracias a ello pudimos también «curar» a mi padre y al mismo tiempo mejorar el sueño de mi madre. Un dos por uno. Con los años, me ha resultado muy gratificante poder tratar a personas que padecen de síndrome de apnea del sueño, porque sé que he ayudado a mejorar tanto su descanso como el de sus parejas. Por suerte, el síndrome de apnea del sueño es un trastorno cada vez es más conocido y tiene un tratamiento muy eficaz desde la primera noche. Así que ya no hay lugar para decir que quien ronca está durmiendo de maravilla, sino todo el contrario: las personas que roncan y padecen apneas tienen más probabilidades de sufrir hipertensión y patologías y accidentes cardiovasculares (infartos de corazón e ictus cerebrales, entre otros). Las apneas son pequeñas paradas respiratorias que registran las personas que roncan por la noche. Hablaremos de ellas en detalle más adelante.

Las personas que roncan no descansan
y tal vez estén sufriendo patologías graves
que podrían acabar con sus vidas.

Tiempo después, durante mi adolescencia surgieron los problemas de sueño de mi hermana mayor. Por la noche nunca quería irse a dormir —según ella, no tenía sueño— y era cuando más activa se encontraba. Mis padres nos mandaban a nuestra habitación y mi hermana empezaba a hablarme sin parar. Yo, alondra de manual —dícese de las personas a las que les viene muy pronto el sueño por la noche y que son madrugadoras—, tenía que hacer esfuerzos para no dormirme y seguir la conversación. Pero aun así me quedaba frita al poco rato. Ella, en cambio, no se dormía hasta la una o las dos de la madrugada (y eso que por aquel entonces no existían los móviles ni las tabletas, ni Netflix), mientras que por la mañana no se despertaba antes de las doce. Por mi parte, yo a las ocho ya tenía los ojos como platos y estaba dispuesta a coger la bici y darme unas vueltas por los caminos cercanos al pueblo y así aprovechar bien la mañana.

Lo que mi hermana Montse sufría era lo que llamamos un retraso de fase, una patología del sueño muy frecuente en los adolescentes. La sufren un 33 % de los adolescentes. En el retraso de fase la somnolencia, y por tanto la necesidad de sueño, no aparece antes de las dos o las tres de la madrugada, pero una vez conciliado el sueño se pueden dormir perfectamente ocho o nueve horas, con lo que la persona acaba despertándose a las doce o la una del mediodía. Algunos adultos también padecen esta alteración del sueño, pero la han adaptado a su vida trabajando o estudiando en horarios de tarde o noche. Hoy día también existe un tratamiento muy efectivo para el retraso de fase, y no es con fármacos. La cronoterapia y la luminoterapia son muy eficaces.

Los adolescentes que sufren retraso de fase
no se duermen hasta las dos o las tres
de la madrugada y se despiertan a las once
o las doce del mediodía.

Finalmente, cuando yo tenía doce años, llegó mi hermano Sebas, con problemas para dormirse solo desde pequeño. Para que conciliara el sueño teníamos que mecerlo en brazos si no lo conseguíamos con el biberón o paseándolo en el carrito. Se despertaba a media noche y vuelta a empezar. Un día probábamos esto y al siguiente aquello, y la familia entera pagaba las noches en vela con falta de sueño. Qué fácil habría sido dormir todos bien si hubiésemos tenido los conocimientos que tengo ahora... Mi hermano no hubiera estado tan privado de sueño, y los demás tampoco.

Quizá fue haber pasado tantas noches en blanco lo que me llevó a querer ayudar a otras personas a dormir bien. Si en mi casa tres miembros de mi familia habían tenido problemas de sueño, ¿cuánta gente no habría en el mundo con dificultades para dormir?

Los problemas de sueño en la población

Según los estudios, un 33 % de la población sufre alteraciones del sueño, y más de la mitad de la población refiere problemas para dormir.

Hace unos años, no muchos, los móviles y las tabletas no existían. No conocíamos los efectos de las luces azules y el mundo se paralizaba por la noche. En aquel entonces era imposible comprar nada de madrugada si no era en una farmacia de guardia. Ahora eso ha cambiado, nuestro mundo funciona veinticuatro horas al día, siete días a la semana, es un mundo sin descanso. Si nos hace falta cualquier cosa, podemos comprarla con el móvil a las tres de la madrugada, sin movernos de la cama, y recibirlo al día siguiente en casa.

Sabemos que este mundo «iluminado y activado» por la noche ha afectado nuestros ritmos internos, así como nuestros patrones de sueño.

Además, el mundo se ha hecho más pequeño, más accesible, viajamos a lugares cada vez más remotos y llegamos a nuestro destino con rapidez. Tal velocidad hace que tengamos que cambiar no solo la hora del reloj que llevamos en la muñeca, sino también la del reloj de nuestro cerebro, al que exigimos que se acomode a un retraso o adelanto de varias horas sin darle el tiempo suficiente.

Cuando sufrimos *jet lag* después de unas buenas vacaciones lo pasamos un poco mal pero vale la pena, y nos bastan un par de días de adaptación para solucionarlo. Sin embargo, hay personas que viajan por trabajo. ¿Qué repercusiones tiene el *jet lag* para los empresarios y trabajadores que deben cruzar medio mundo para cerrar tratos o entablar negociaciones? Las grandes empresas conocen bien los efectos del *jet lag* en las personas que viajan a través de distintos husos horarios. Por eso suelen organizar las reuniones a las horas en que sus ejecutivos están bien «despiertos» y los trabajadores o empresarios con quienes van a negociar están bien «dormidos» y así triunfar en las operaciones.

También pagan un alto precio las personas que trabajan en turnos rotatorios o de noche. Cada vez son más, pues cada vez se ofrecen más servicios sin interrupción las veinticuatro horas del día. Médicos, enfermeras, policías, recepcionistas, farmacéuticos, reponedores, limpiadores de oficinas, repartidores, transportistas…, los empleados nocturnos ven mermado su descanso.

Los expertos afirman que por cada quince años trabajados en turnos rotatorios, incluido el de noche, se reduce la esperanza de vida en cinco años y que los efectos de los turnos son peores a medida que los trabajadores se hacen mayores.

Vivimos en un ambiente iluminado y conectados casi todas las horas del día durante la semana entera. Nuestras profesiones nos absorben dentro y fuera del lugar de trabajo. La mayoría de los trabajadores llevamos la tarea en la mano, accesible incluso después de haber finalizado la jornada laboral. Este cambio de hábitos ha repercutido en nuestra vida, por un lado facilitando ciertas cosas, pero por el otro restando calidad al descanso. El sueño y el descanso se han visto afectados de forma negativa por el ritmo de vida actual.

En los últimos cien años, los habitantes de los países industrializados hemos perdido una media de 1,5 horas diarias de sueño. Los datos del estudio «¿Cómo duermen los españoles?», realizado por el Instituto de Investigaciones Sociales (IPSOS), han puesto de manifiesto que un 58 % de la población de nuestro país duerme mal y que un 75 % se despierta al menos una vez por la noche, y que la media diaria de horas de sueño entre semana es de 6,8. Además, la pandemia de la COVID-19 que empezó el año 2020 aumentó los problemas de sueño de la población en un 20 %. Ya son más de la mitad de los adultos españoles los que refieren dificultades para dormir y permanecer dormidos durante la noche.

Son datos realmente alarmantes. En este libro vamos a conocer por qué han aumentado tanto las alteraciones del sueño y por qué es imprescindible que empecemos a darle importancia al sueño y al descanso, ya que, como dice el doctor Roizen, uno de los más reputados anestesiólogos de Estados Unidos, «dormir es el hábito saludable más infravalorado».

Hoy día sabemos que la salud se sustenta en cuatro pilares, las cuatro patas que sostienen la mesa de la salud: comer de forma saludable, hacer deporte con regularidad, tener un buen estado emocional y dormir bien. Para Matthew Walker, científico inglés y profesor de neurociencia y psicología en la Universidad de California y reconocido experto en sueño, «el sueño es más que un pilar, es la base sobre la cual se asientan los otros bastiones de la salud». Si no dormimos bien, ninguno de los otros pilares (alimentación, deporte o bienestar) aportará el máximo de sus beneficios a la salud.

Pero ¿qué se entiende por dormir bien? ¿Qué es el sueño y por qué es importante para la salud? ¿Cuántas horas es necesario dormir? Es esencial tratar de responder estas preguntas antes de explicar qué debemos hacer para mejorar nuestro sueño y nuestro descanso, y presentar el método para conseguirlo.

¿Qué es el sueño?

Todos dormimos; más o menos horas, mejor o peor, y todos sabemos qué es dormir. Aun así, conocemos poco el sueño, ignoramos por qué dormimos y lo que ocurre durante las horas que estamos en este estado de «relativa inconsciencia». Desde el punto de vista biológico, podríamos decir que el sueño es una necesidad fisiológica, que consiste en una relativa falta de consciencia con inactividad de la musculatura voluntaria y que es imprescindible de forma periódica.

Ahondemos un poco más en la definición del sueño. Hoy día sabemos que el sueño es una necesidad, ya que diferentes estudios demuestran que los seres vivos necesitan dormir para estar bien física y mentalmente. Así lo prueba también el llamado «insomnio fatal familiar», una patología de base genética que impide dormir a las personas que la padecen, las cuales, llegado un momento de su vida, duermen cada vez menos horas hasta que finalmente dejan de dormir por completo y a los once o doce días sin poder dormir mueren. Esta enfermedad, tan grave para quienes la sufren y tan valiosa para los investigadores, ha evidenciado que el sueño tiene una función esencial para nuestro organismo. El sueño desempeña una función vital, de vida. En resumen, necesitamos dormir para poder vivir, y quien no duerme muere.

Esto lo sabemos ahora gracias a las investigaciones realizadas durante los últimos cincuenta años, pero sigamos con la definición. En el momento de dormir nuestro cerebro pasa a un estado diferente de actividad. Mientras dormimos no somos conscientes de lo que ocurre a nuestro alrededor, sin embargo, esto no quiere decir que el cerebro cese su actividad durante la noche —como un motor de coche apagado—, sino que se mantiene trabajando, aunque de forma distinta a como lo hace durante la vigilia, es decir, mientras estamos despiertos. Hay una pérdida de consciencia relativa, a diferencia de lo que sucede en el estado de coma, porque en un momento determinado, por ejemplo, cuando se produce un ruido fuerte, podemos salir del sueño más o menos fácilmente, según la fase del sueño en que estemos. Igualmente, nuestros músculos pierden tono y no somos capaces de dirigirlos estando dormidos. Por eso dormimos tumbados, encima de una cama, pues en otra postura nos caeríamos, como hacen las personas que padecen narcolepsia, cuyos músculos se relajan al quedarse dormidos de repente. Además, la pérdida de tono muscular evita que mientras dormimos vayamos representando nuestros sueños por la habitación. Esto es lo que ocurre en la patología del sueño llamada «trastorno de conducta en fase REM», que hace que las personas lleven a cabo las conductas que están soñando mientras están en la fase REM del sueño. Es decir, pueden gesticular como si estuvieran dando clase o mover los dedos como si tocaran el piano, y en algunos casos más extremos incluso mover todo el cuerpo como si estuvieran corriendo una carrera.

Seguramente esta relajación del cuerpo ocurre porque nuestro cerebro y nuestro cuerpo necesitan permanecer en un estado de reposo para ahorrar energía.

Durante el día el cuerpo precisa estar activo y en alerta; durante la noche necesitamos que estos niveles de activación disminuyan. De eso se encargan las distintas estructuras neuroanatómicas y las sustancias que se segregan en ellas. Igualmente, el sueño y la vigilia están regulados por dos sistemas complementarios: la homeostasis del sueño y el sistema circadiano.

La homeostasis del sueño

Cuanto más tiempo estamos despiertos, más sueño tenemos, y cuanto más dormimos, menos nos cuesta despertarnos.

La homeostasis del cuerpo se rige por el equilibrio. Sabemos que el cuerpo necesita mantenerse en homeostasis, en equilibro. En definitiva, podríamos decir que la homeostasis son todos aquellos fenómenos con los que el cuerpo se autorregula de forma natural. Igual ocurre con la alimentación. Cuánto más tiempo estamos sin comer, más hambre tenemos, y cuánto más comemos, menos hambre tenemos.

Con el sueño sucede lo mismo. Después de pasar entre dieciséis y dieciocho horas despiertos, acumulamos lo que llamamos «presión de sueño». Esa presión de sueño es necesaria para que nos quedemos dormidos al meternos en la cama. A medida que vamos durmiendo, la presión de sueño va disminuyendo hasta desaparecer; entonces es cuando nos despertamos. En el momento en que nos levantamos por la mañana, el contador se pone a cero y arranca a rodar de nuevo.

El sueño empieza a fabricarse cuando nos despertamos por la mañana. Todo lo que hagamos durante el tiempo diurno afectará a nuestro sueño.

¿Verdad que nos cuesta dormirnos a las once de la noche si nos hemos levantado de la siesta a las ocho de la tarde? No tenemos todavía suficiente presión de sueño para volver a caer en brazos de Morfeo.

El cuerpo humano tiende al equilibro en todos sus aspectos. Así, el sueño y la vigilia necesitan también mantener un equilibrio entre sus proporciones, y este equilibrio se consigue mediante la regulación homeostática.

LA HOMEOSTASIS DEL SUEÑO

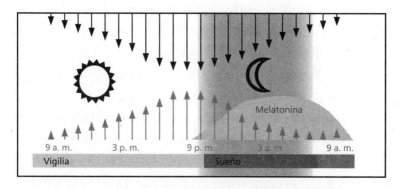

Adaptada de Kilduff, T.S. y Kushida, C.A., «Circadian regulation of sleep», en Chokroverty, S. (ed.) (1999), *Sleep Disorders Medicine: Basic Science, Technical Considerations, and Clinical Aspects*, Boston, Butterworth-Heinemann, pp. 135-145.

El ritmo circadiano

La homeostasis del sueño no es el único proceso que rige el ciclo vigilia-sueño. Dicho ciclo necesita un «director de orquestra», un reloj general que guíe a los demás relojes del cuerpo. La cronobiología es la ciencia que estudia los ritmos circadianos, es decir, las variaciones de nuestra actividad biológica en función del tiempo. Llamamos «ritmo circadiano» al ritmo de las distintas actividades vitales que se desarrollan y se ordenan alrededor de las veinticuatro horas del día (*circa*- significa «alrededor», y -*diano*, «del día»; o sea, el ritmo circadiano es el ritmo alrededor del día).

Este pequeño «gran reloj», el director de orquestra llamado «ritmo circadiano», está situado en el cerebro, en el núcleo supraquiasmático del hipotálamo, en la parte más interna del cerebro, justo detrás de los ojos.

El reloj, que tiene un ciclo de veinticuatro horas, se pone en hora gracias a distintos factores externos e internos llamados Zeitgebers (o «encarriladores»). El Zeitgeber más importante es la luz, la luz del sol que recibimos a través de la retina y que envía información al cerebro, concretamente al núcleo supraquiasmático del hipotálamo. La luz solar se descompone en distintos colores, los que vemos en el arcoíris, que van del azul (luz fría) al naranja (luz cálida) dependiendo del momento del día, y que informan a nuestro cerebro, y a nuestro cuerpo, de qué hora del día es y, por lo tanto, de qué función deben realizar los distintos sistemas del cuerpo a lo largo de las veinticuatro horas del día.

La luz del sol es la encargada de informar a nuestro cerebro, y a nuestro cuerpo, de qué hora del día es en cada momento. Por lo tanto, gracias a la luz natural el cerebro sabe qué hora es.

Es cuando el sol se pone y aparece la oscuridad es cuando el cerebro interpreta que ha llegado la noche y toca iniciar el sueño. Entonces la glándula pineal sintetiza la hormona melatonina y la libera a la sangre para que podamos iniciar el sueño con naturalidad y mantenerlo durante la noche.

RITMO CIRCADIANO

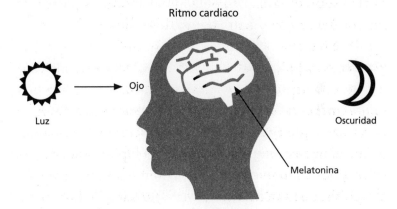

Algunos elementos que también ayudan a «poner en hora» el ritmo circadiano —otros Zeitbegers— son la temperatura corporal, el ruido, el movimiento y los hábitos o rutinas que seguimos durante el día, entre otros.

Este reloj interno no solo regula el sueño y la vigilia, sino que, a su vez, es el encargado de dirigir todas las funciones del organismo que tienen fluctuaciones periódicas durante el día: la temperatura corporal, la tensión arterial, el funcionamiento de los intestinos, la liberación de ciertas hormonas... Por este motivo, el sueño afecta a dichas funciones. Si el reloj principal falla, pueden fallar los relojes periféricos que dependen de él.

El funcionamiento combinado de los dos procesos reguladores, el homeostático y el circadiano, propicia que haya un momento idóneo en que el cerebro está bien preparado para iniciar el sueño. Es lo que llamamos «la puerta del sueño»; cuando está abierta —es decir, cuando hemos estado entre dieciséis y dieciocho horas sin dormir y sentimos la presión de sueño, no hay luz y los niveles de melatonina son los adecuados— conciliamos el sueño con facilidad.

Debemos escuchar a nuestro cuerpo y distinguir las señales que nos indican que la puerta del sueño está abierta, momento en que debemos ir a dormir sin dejar que esta se cierre.

Ese momento idóneo suele aparecer en los adultos alrededor de las diez y media o las once, y en los niños, sobre las ocho o las ocho y media, y se manifiesta con una alta presión de sueño (homeostasis) y una disminución del estado de alerta (sistema circadiano). Si no prestamos atención a las señales (somnolencia, caída de párpados, distensión de la musculatura…) y dejamos que se cierre la puerta del sueño, igual que si tratamos de abrirla antes de tiempo, encontraremos dificultades para conciliar el sueño.

A todos nos ha ocurrido, mirando la tele o leyendo en el sofá después de cenar, que hemos sentido somnolencia y, por querer acabar de ver la película o terminar el capítulo, hemos «forzado» la vigilia y después, al acostarnos, nos ha costado mucho quedarnos dormidos. Esto se debe a que hemos dejado pasar el momento de «puerta abierta». Pasado ese punto en el que entrar en el sueño es más fácil, el cerebro se activa y aumenta la alerta, y resulta más difícil dormirse. Un ejemplo perfecto de cómo funciona este mecanismo son los niños. No por ir a dormir más tarde entraremos mejor en el sueño.

¿Dormir es una pérdida de tiempo?

Si llegáramos a vivir hasta los noventa años, habríamos pasado unos treinta años de esta vida durmiendo. Algunos pensarán que habremos perdido mucho tiempo, pero hay que tener presente que si no hubiéramos dormido estos treinta años no hubiéramos vivido los otros sesenta. Y es que necesitamos dormir para poder estar despiertos, pero ¿por qué pasamos tanto tiempo durmiendo? ¿Cuál es realmente la función de nuestro sueño?

Necesitamos dormir para poder estar despiertos.

Allan Rechtschaffen, investigador de la Universidad de Chicago, dijo que «si el sueño no tuviera una función vital, entonces sería el error más grande que habría cometido la evolución». Puesto que todas las especies animales duermen o tienen una conducta similar al sueño, desde luego que lo sería.

Durante los últimos años se han propuesto muchas teorías sobre la función del sueño, como las de conservación de la energía, de la inactividad, de eliminación de toxinas, de eliminación de recuerdos innecesarios, entre otras, pero la que mayor consenso científico tiene actualmente y que podría explicar también la mayoría de las teorías anteriores es la que defiende la función restaurativa o reparadora del sueño. Es decir, dormimos para reparar todo aquello que hemos «gastado» durante el día y así poder estar bien al día siguiente.

Debemos entender el sueño como un proceso de reparación del organismo. Imaginemos que el sueño es como un taller de reparación de coches en el cerebro, pero que en vez de mecánicos, en él trabajan ciertas neuronas y estructuras cerebrales encargadas de recomponer funciones o partes específicas de nuestro organismo.

Así como los mecánicos están especializados en tareas diversas —arreglar el chasis, hacer el mantenimiento del motor, cambiar las ruedas— y son todos necesarios para que nuestro coche funcione perfectamente, nuestro sueño tiene diferentes fases y procesos fisiológicos especializados en reparar las distintas partes de nuestro organismo, todos igual de importantes para que al día siguiente nuestro cuerpo y nuestra mente se encuentren preparados al cien por cien. Algunos se ocupan de la parte física del cuerpo (huesos, músculos, sistema digestivo...), mientras que otros se encargan de la parte cognitiva o intelectual (concentración, memoria, estado de ánimo...).

Son muchísimos los estudios que han demostrado que durante el sueño se reparan, entre otras, las funciones cognitivas, como la concentración, la atención y la memoria, y que el sueño es el momento en que se consolidan los aprendizajes. Asimismo se reparan las funciones más emocionales, como la gestión de las emociones, la percepción de la realidad, la generación de pensamientos positivos o la gestión del estrés, y las funciones más biológicas o fisiológicas, como la regeneración de neuronas, la neuroplasticidad o la eliminación de toxinas y residuos del cerebro.

Podría decirse que tenemos a una Marie Kondo haciendo limpieza de cualquier cosa que no sea necesaria en nuestro cerebro, deshaciéndose cada noche de toda la basura acumulada durante el día. Mientras dormimos borramos aquella información que no es imprescindible para que nos resulte más fácil tener a mano aquella que sí lo es. No es extraño quedarse en blanco tras una noche sin dormir. Que cueste evocar un recuerdo, acordarse de una palabra o un nombre. Puede suceder en un examen o presentación importante, pero también tenemos olvidos frecuentes o no nos salen las palabras cuando llevamos una temporada durmiendo mal.

El sueño es la Marie Kondo del cerebro.
Tiene la función de ordenar
lo necesario y eliminar
lo innecesario.

Si no hacemos limpieza en el cerebro, la gran cantidad de información que tenemos en él no nos deja concentrarnos, prestar atención y recuperar de la memoria lo que es importante.

Como veremos, los estudios de privación de sueño han demostrado muchas de las consecuencias negativas que tiene en la salud de las personas no dormir de forma saludable, en cuanto a la cantidad y a la calidad del sueño.

Nos imaginamos que el cerebro deja de trabajar durante la noche, que es su tiempo de reposo, pero no es así, sino todo lo contrario. Cuando dormimos, nuestro cerebro sigue funcionando, aunque lo hace de un modo distinto.

La maquinaria siempre va.
Incluso cuando duermes.

ANDY WARHOL

¿Qué ocurre en nuestro cerebro mientras dormimos?

Mientras dormimos es como si bajáramos los peldaños de una escalera, entrando cada vez en un sueño más profundo. El sueño tiene cuatro fases, y es muy importante pasar por todas porque cada una de ellas tiene una función muy concreta en la reparación nocturna del organismo. Las fases del sueño se diferencian gracias al análisis electrofisiológico, esto es, la actividad eléctrica cerebral (electroencefalograma, medido mediante electrodos situados en determinadas zonas del cerebro), pero también mediante el análisis de la actividad ocular (electrooculograma) y del electromiograma (que mide la actividad de los músculos esqueléticos y con ellos medimos el tono muscular).

FASE 1 O SUEÑO LIGERO

La primera fase, que llamamos «sueño ligero» o «ensoñación», es el momento de la transición entre la vigilia y el sueño. Es la fase en la que si nos quedamos dormidos delante de la tele después de comer, todavía la seguimos oyendo de fondo. En esta fase del sueño solemos ser conscientes de los ruidos externos y nos despertamos si estos son un poco fuertes. Cuando nos despertamos al poco tiempo podemos tener la sensación de no haber dormido. Esta fase suele durar entre un 3 % y un 5 % del tiempo de sueño, y se caracteriza por un enlentecimiento y un aumento de la amplitud de las ondas cerebrales, que forman las llamadas ondas alfa y theta.

FASE 2

La segunda fase es la que ocupa la mayor parte del sueño, casi la mitad de la noche, y, aunque se desconoce todavía su función exacta, se cree que es cuando se restaura el organismo a nivel más general. Se caracteriza por tener una actividad cerebral más irregular, como podemos ver en los picos de intensidad en un encefalograma, con husos de sueño (es decir: ráfagas de actividad cerebral que nos llevan de la fase de somnolencia a la segunda fase de sueño) y complejos K (ondas cerebrales más extremas que a menudo los siguen).

FASE 3 Y 4 O SUEÑO PROFUNDO

La tercera fase del sueño es el llamado «sueño profundo», y en ella se repara la parte fisiológica del cuerpo (músculos, huesos, piel, sistema respiratorio, sistema endocrino…). Es cuando realmente descansamos. Cuesta mucho despertarse durante el sueño profundo, y si lo hiciéramos, nos sentiríamos muy confusos. En esta fase las ondas cerebrales tienen más amplitud y son más lentas; predominan las ondas delta.

Es una fase muy importante en los niños, ya que en su transcurso se segrega la hormona del crecimiento. Sí, los niños crecen mientras duermen (pero deben llegar a este sueño profundo), y también aprenden, en la última fase del sueño, la famosa fase REM.

FASE REM

La fase REM (siglas de *rapid eye movement*) se caracteriza por los movimientos rápidos de los ojos bajo los párpados caídos. Está relativamente cerca del despertar, por lo que es un periodo en el que resulta fácil despertarse si existe algún elemento externo o interno que lo precipite (ruido fuerte, pesadilla, sofocos, etcétera). En esta fase se producen la mayoría de los sueños, por eso si nos despertamos en ella solemos recordar lo que estábamos soñando.

Es una fase absolutamente vital para el bienestar emocional, pues durante ella se repara la parte cognitiva o mental del organismo. Esta fase puede ayudarnos a procesar el estrés emocional, superar procesos traumáticos, ver los problemas desde distintas perspectivas y mejorar la creatividad.

Es muy importante mantener esta fase de sueño. Si no se duerme el número de horas necesarias, la fase que primero disminuye es la REM, ya que suele aparecer en mayor cantidad durante la segunda mitad de la noche, a medida que nos acercamos al despertar. No permanecer suficiente tiempo en fase REM puede disminuir ciertas capacidades como la creatividad, la toma de decisiones, el liderazgo, la gestión de equipos o la empatía.

Como explica el psiquiatra e investigador del sueño de Harvard Robert Stickgold en su charla TEDx, seguramente esta es la fase del sueño que nos ayuda a entender mejor el mundo que nos rodea y, por lo tanto, a entendernos mejor a nosotros mismos. Es el momento en que se consolidan los aprendizajes y se gestionan las emociones y situaciones vividas durante el día. De ahí que muchos de nuestros sueños rememoren, aunque de forma distorsionada, experiencias con cierta carga emocional. Los sueños, además, suelen recrear situaciones según nuestro estado emocional diurno, es decir, si hemos pasado una situación estresante o ansiosa durante el día, soñaremos situaciones que nos generan ansiedad, o a la inversa, si vivimos un momento agradable, los sueños nos llenarán de calma y bienestar.

Pongamos un ejemplo. Verónica es una paciente de cuarenta y cuatro años que desde hace varios años sueña mucho por las noches. Duerme bien, más de ocho horas cada noche. El sueño le aparece temprano; sobre las diez y media se siente somnolienta, se duerme rápidamente y no se despierta hasta las siete del día siguiente. Aun así, acude a la consulta porque se encuentra cansada y con sueño durante el día, y esto le preocupa. Cuando el terapeuta pregunta cómo duerme, responde que siempre sueña mucho y que sus sueños son muy variados, intensos y realistas. Al día siguiente puede explicar varios de ellos sin problemas.

Tras estudiar el caso de Verónica, y teniendo en cuenta que solo recordamos los sueños que estábamos teniendo al despertarnos, descubriríamos que la paciente tiene un sueño superficial y con microdespertares. Duerme como en «duermevela», no experimenta el suficiente sueño profundo, y eso le genera la necesidad de dormir más horas y somnolencia durante el día. Muchas veces, dormir ocho horas no es sinónimo de buena calidad de sueño.

Por lo tanto, es necesario dormir lo bastante y de una forma adecuada para poder pasar por todas las fases del sueño en la proporción precisa. La fase REM, que suele producirse a partir de las cuatro horas de haberse iniciado el sueño (si dormimos de forma continuada, si no, aún tarda más en aparecer), es la fase del sueño que primero se pierde cuando no dormimos las horas necesarias, y las consecuencias de su falta son las primeras en evidenciarse durante el día en épocas de privación continuada de sueño: falta de concentración y de atención o pérdidas de memoria, así como alteración del estado de ánimo, irritabilidad o apatía.

FASES DE SUEÑO

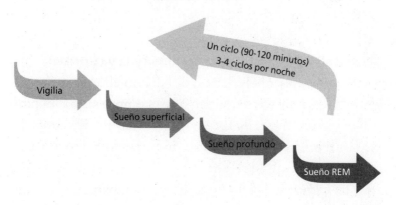

El conjunto de las cuatro fases del sueño forma lo que llamamos el «ciclo de sueño». En los adultos un ciclo suele durar entre 90 y 120 minutos, y se completan entre cuatro y cinco ciclos durante la noche. Es muy importante durante el sueño permanecer en cada una de estas fases durante un tiempo determinado. Esto es lo que llamamos «calidad del sueño». Conviene tener un buen himnograma (representación gráfica de las distintas fases del sueño durante la noche), que es una especie de analítica del sueño; mide de forma objetiva las fases y lo que ocurre en ellas y nos ayuda a saber si gozamos o no de un sueño de buena calidad.

Durante la noche pasamos por las distintas fases, subimos y bajamos peldaños, en diferentes momentos y durante un tiempo determinado. Así como en una pieza musical las notas deben ser las justas para crear una melodía que suene armónica en nuestros oídos, los cambios de fase al ritmo adecuado conforman un sueño de buena calidad que hace que descansemos bien.

Pero, como he dicho, el buen descanso no depende solo de la calidad del sueño, sino también de la cantidad.

¿Necesitamos dormir todos las mismas horas?

Uno de los aspectos del sueño que más preocupa a las personas y sobre el que de forma recurrente me preguntan en las conferencias es el número de horas que deberíamos dormir.

Los expertos en sueño solemos recomendar dormir unas ocho horas cada noche. Hace años se hablaba de la famosa regla del ocho: ocho horas para trabajar, otras ocho para disfrutar y las ocho restantes para dormir.

Son numerosas las referencias a los patrones de sueño a lo largo de la historia. En relación con el tiempo de sueño nocturno es bien conocido el famoso reloj de velas del rey Alfredo el Grande, que dividía el día en tres partes de ocho horas de cada una, dedicadas a distintas actividades: ocho horas para la lectura, la escritura y el rezo; ocho horas para los asuntos del reino, y ocho horas para «la refacción del cuerpo». Se le atribuye a este rey el refrán «Ocho horas de trabajo, ocho horas de sueño y ocho horas de reproducción hacen un día justo y saludable». Esto fue en el siglo X, pero ¿qué ocurre actualmente? La revolución industrial forzó cambios en las costumbres para adaptarlas a los nuevos ritmos de trabajo. Una de las que cambió fue la pauta del sueño, no solo por el ritmo de trabajo, sino también por la llegada del alumbrado público. Se empezó a dormir menos y en un solo periodo de sueño.

En 2001, el historiador Roger Ekirch publicó un artículo en el que revelaba una enorme cantidad de referencias históricas, recopiladas durante dieciséis años de investigación, al hábito de los humanos de dormir en dos tramos de sueño por las noches. Según su libro *At Day's Close. Night in past times*, publicado en 2008, existen más de quinientas referencias que demuestran que el sueño polifásico, es decir, en dos fases, formaba parte del saber popular y que por lo tanto se aceptaba con gran normalidad. Este sueño segmentado se iniciaba dos horas después del atardecer (sobre las diez de la noche) con un primer sueño que terminaba a la una o las dos de la madrugada; lo seguía una intensa actividad de vigilia, que podía durar unas dos horas, hasta que llegaba el segundo sueño sobre las cuatro o las cinco de la madrugada.

Se hablaba de dos sueños de unas cuatro horas separados por una vigilia muy activa, en la que las personas solían levantarse, ir al baño, fumar, tener relaciones sexuales e incluso visitar a sus vecinos. En ocasiones se quedaban en la cama para leer, escribir, rezar o meditar sobre sus sueños.

Parece que dormir en dos sueños era nuestra forma natural de dormir. Un estudio llevado a cabo a principios de los años noventa por el National Institute of Mental Health, en el cual se dejaba a un grupo de personas en la oscuridad durante catorce horas al día a lo largo de un mes, observó que estas personas regresaban al sueño segmentado de nuestros antepasados. Thomas A. Wehr, autor del experimento, manifiesta que «es posible que dormir todas las horas de un tirón sea producto de la invención de la luz eléctrica».

Aun así, se ha descartado que el sueño bifásico sea la forma de sueño natural programada evolutivamente, ya que no existe ningún ritmo biológico que apunte a una supuesta necesidad humana de estar despierto durante la noche. El verdadero patrón «bifásico» es el que se compone de un largo sueño nocturno y uno más corto a primera hora de la tarde.

Aunque según Arianna Huffington, autora del libro *La revolución del sueño*, «que aspiremos a un sueño ininterrumpido es lo raro», las personas que se despiertan por la noche «se sienten extrañas, y esto contribuye a aumentar su ansiedad y, en consecuencia, se incrementan sus dificultades para conciliar el sueño».

Sabemos que este sueño interrumpido es el que presentan los bebés y los ancianos, que son quienes tienen más dificultad para mantener el sueño muchas horas seguidas durante la noche.

Si bien es cierto que solemos prescribir unas horas determinadas de sueño para la población general, lo que los estudios y la experiencia demuestran es que el sueño que cada persona requiere lo establece su individualidad.

No a todos nos hace falta dormir las mismas horas. La cantidad de sueño depende de la etapa de la vida en la que estamos (edad y situación), de nuestros genes y de la calidad de nuestro sueño.

Si partimos de la premisa de que el sueño es nuestro taller de reparación, debemos analizar cuánto estamos haciendo funcionar nuestro organismo para saber cuánto tiempo necesitamos para repararlo.

HORAS DE SUEÑO SEGÚN LA EDAD

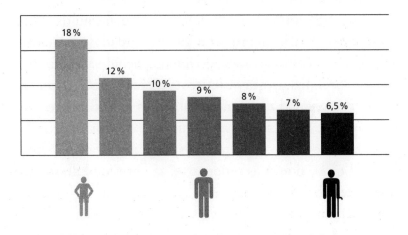

LOS NIÑOS

En los niños más que un taller de reparación, el sueño es un taller de fabricación.

Los niños crecen mientras duermen,
los niños aprenden mientras duermen,
los niños regulan las emociones mientras duermen.

Así, tienen una mayor necesidad de sueño. Cuando nacen duermen alrededor de dieciséis o veinte horas repartidas entre el día y la noche. Poco a poco, a medida que su cuerpo y su mente se van desarrollando, la necesidad de sueño va disminuyendo y los periodos de sueño se van concentrando en un sueño nocturno más largo, parecido al de los adultos. A los seis meses, el niño ya tiene bien establecido su ritmo biológico circadiano y es capaz de dormir unas diez horas durante la noche.

Mientras cursan la educación primaria, los niños están muy activos físicamente, con gran cantidad de actividades extraescolares, e intelectualmente, debido a los numerosos aprendizajes que se les requiere en la escuela, por lo que la necesidad de sueño también es elevada, de entre diez y once horas nocturnas. Igual que con los adultos, la cantidad de sueño depende de la actividad física que realiza el niño, si es más sedentario, la necesidad de sueño será menor.

En la época de secundaria, suele observarse en los adolescentes cierta privación de sueño, ya que los horarios escolares y la tendencia al retraso de fase hacen que duerman menos horas de las que deberían (alrededor de unas nueve). Son muy pocos los adolescentes que cubren sus necesidades de sueño; en consecuencia, a la mayoría al día siguiente les cuesta más rendir en clase o relacionarse de forma adecuada con las personas de su entorno.

ADULTOS CON NECESIDAD DE ALTO RENDIMIENTO

Los deportistas de élite que sufren un gran desgaste físico conocen la importancia de dormir muchas horas. Es lo que llaman el «entrenamiento silencioso», ya que cuando descansan bien logran un mayor rendimiento en su deporte que cuando tienen deuda de sueño. Sabemos que no se puede generalizar y que debemos tener en cuenta cada actividad deportiva en particular, pero los estudios demuestran que en los deportes que requieren velocidad, estrategia táctica y habilidad técnica, los atletas mejoran el rendimiento al aumentar sus horas de sueño. Además, las intervenciones duraderas para conseguir un sueño de calidad a largo plazo tienen más probabilidades de cosechar buenos resultados deportivos que las intervenciones puntuales momentos antes de eventos específicos (un partido de fútbol o una carrera, por ejemplo).

De igual modo, los altos ejecutivos de las empresas, que realizan un gran esfuerzo intelectual, deberían cuidar su descanso, pues es el encargado de que rindan más en su trabajo. Si sabemos eso, ¿por qué valoramos tanto a los empleados que duermen poco? Un importante estudio desarrollado en Estados Unidos demostró que la falta de sueño puede costar hasta 2.000 dólares por empleado al año en pérdida de productividad, coste que se amplía a 3.500 dólares si la falta de sueño es grave. Hablamos de más de

50 millones de dólares al año en pérdidas. Es por eso por lo que algunas empresas, como Google y Nike, se han apresurado a solucionar este problema y permiten a sus empleados horarios compatibles con sus biorritmos, así como echar la siesta en el trabajo.

¿Y por qué ocurre esto? Las facultades que se ven sistemáticamente deterioradas por la escasez de sueño son la creatividad, la inteligencia, la motivación, el esfuerzo, la eficiencia y la efectividad en el trabajo en grupo, además de la estabilidad emocional, la sociabilidad y la honestidad. Son facultades que socavan el rendimiento, de modo que los empleados somnolientos son empleados improductivos, más lentos, menos precisos y con menor capacidad de reacción.

Y LA POBLACIÓN GENERAL, ¿CUÁNTAS HORAS NECESITA?

Los expertos de la Academia Americana de Medicina del Sueño (AASM) y de la Sleep Research Society revisaron en 2015 miles de artículos sobre esta cuestión y llegaron a la conclusión de que para los adultos de entre dieciocho y setenta años es esencial un mínimo de siete horas de sueño por noche para mantener una salud óptima. Estos resultados nos llevan a concluir que lo más recomendable para un adulto es dormir entre siete y ocho horas cada noche. Con todo, seguramente un 5 % de la población estará por debajo de esa necesidad, es decir, se sentirá bien con menos de siete horas de sueño, y otro 5 % tendrá una necesidad mayor y deberá dormir más de ocho horas para poder funcionar correctamente durante el día.

Los estudios sobre las consecuencias a largo plazo de la privación de sueño establecen como punto de corte para determinar dicha privación de sueño el dormir menos de seis horas diarias cuatro días a la semana. Así, se considera privación de sueño dormir menos de seis horas al día, lo cual tiene efectos negativos en la salud. La falta de sueño, al igual que dormir más de diez horas diarias, se asocia a una mayor prevalencia de la demencia, las patologías coronarias, la obesidad, la infertilidad y la diabetes, entre otras dolencias.

En consecuencia, dormir entre siete y ocho horas diarias es lo adecuado para la mayoría de las personas de edad adulta.

¿Qué pasa si no dormimos bien o no dormimos lo suficiente?

Durante varias décadas se han realizado más de veinte estudios epidemiológicos a gran escala analizando a millones de personas, y todos ellos establecen una relación clara: cuanto más corto sea el sueño, más corta será la vida.

Antes se decía: «Quien mucho duerme poco vive».
Ahora los estudios científicos afirman lo contrario:
«Quien poco duerme poco va a vivir».

Por lo tanto, debemos estar atentos a nuestro sueño y nuestro descanso para advertir cuanto antes una posible falta de calidad del sueño. Pero ¿cómo nos daremos cuenta de esta falta de calidad?

Los estudios demuestran que existen unos primeros síntomas diurnos que podrían alertarnos de que quizá no estamos descansando tanto como deberíamos. Los síntomas que indican que estamos durmiendo poco o mal son los siguientes:

- somnolencia durante el día
- cansancio o fatiga
- poco interés por las cosas de la jornada
- cambios bruscos de humor
- irritabilidad
- aumento o pérdida de peso con rapidez
- dificultad en la concentración, la atención y la memoria
- lentitud, pereza o torpeza a la hora de hacer las tareas del día a día

Además, cuando no descansamos bien, enfermamos con mayor facilidad, y una vez contraída la enfermedad, la recuperación es más lenta y se producen más recaídas. Por otro lado, nuestras capacidades no están al cien por cien y es más fácil cometer errores de ejecución, tanto en el trabajo como mientras conducimos o realizamos actividades cotidianas, de modo que existe mayor probabilidad de tener accidentes de tráfico, laborales o domésticos.

En este punto cabe preguntarse si la falta de sueño puede llegar a matarnos. De hecho, por desgracia ha matado ya a muchas personas en las carreteras, en los lugares de trabajo y por trastornos que en última instancia han desembocado en consumo de drogas o suicidios. Además, puede llevarnos poco a poco a una muerte prematura: si contraemos una enfermedad, puede hacer que esta evolucione de forma más rápida y más agresiva.

Cuanto más corto sea tu sueño,
más corta será tu vida.

Se ha probado científicamente que las personas que no duermen bien o no duermen lo suficiente tienen más riesgo de sufrir enfermedades debido al aumento de la actividad de los genes que están relacionados con la inflamación. Hipertensión, diabetes y obesidad, deterioro del sistema inmune, cáncer, patologías cardiovasculares, deterioro cognitivo grave, como el alzhéimer, infertilidad o trastornos del estado de ánimo, como ansiedad o depresión, son algunas de las patologías que la falta de sueño puede ayudar a desarrollar.

Hoy sabemos, además, que dormir bien es un factor protector frente a las enfermedades. Dormir bien después de contraer una enfermedad contribuye a que nos recuperemos antes y que los efectos de la dolencia no sean tan nocivos. En el caso del alzhéimer, los estudios han demostrado que el deterioro cognitivo es más rápido en aquellos pacientes que no duermen bien. Es decir, la patología avanza más deprisa. Los mismos efectos se han observado en los pacientes con cáncer.

Otro caso ilustrativo es el de las vacunas. Las vacunas solo son efectivas si el cuerpo reacciona generando anticuerpos. Pues bien, un estudio evidenció que las personas que habían dormido entre siete y nueve horas los seis días previos a la administración de la vacuna habían generado una mayor reacción de anticuerpos que las que solo habían dormido entre cuatro y seis horas.

La relación entre el estrés y la falta de sueño también es conocida. Sabemos que la privación de sueño aumenta el nivel de cortisol, la hormona del estrés. Basta pensar en los niños que no descansan bien por la noche y que se muestran hiperactivos durante el día, con una vitalidad y una energía que no se entienden después de haber dormido tan poco. Lo mismo nos ocurre a los adultos, que no conciliamos el sueño por culpa de la ansiedad, y a la vez no dormir aumenta nuestro nivel de estrés. Aparece lo que llamamos el «círculo vicioso del insomnio por estrés».

EFECTOS DE LA PRIVACIÓN DE SUEÑO

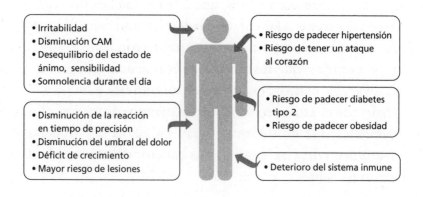

- Irritabilidad
- Disminución CAM
- Desequilibrio del estado de ánimo, sensibilidad
- Somnolencia durante el día

- Riesgo de padecer hipertensión
- Riesgo de tener un ataque al corazón

- Disminución de la reacción en tiempo de precisión
- Disminución del umbral del dolor
- Déficit de crecimiento
- Mayor riesgo de lesiones

- Riesgo de padecer diabetes tipo 2
- Riesgo de padecer obesidad

- Deterioro del sistema inmune

¿Cómo puedo saber si duermo lo suficiente?

Esta es una de las preguntas más habituales en cualquier curso o conferencia sobre el sueño y el descanso. La gente tiene necesidad de saber si está «cumpliendo» con su obligación de darse las horas de reposo precisas para poder gozar de buena salud.

Hemos comentado antes que las horas de sueño requeridas varían en función de las necesidades individuales de cada persona. Por este motivo no es posible prescribir aquí una cantidad concreta de horas y minutos de sueño. Sin embargo, puedes saber si estás o no gozando del sueño necesario respondiendo las tres preguntas que vienen a continuación.

¿Cómo me despierto por la mañana?

Es importante que al despertarte por la mañana la sensación que tengas es la de haber descansado bien, que te levantes con energía, de buen humor y con ganas de hacer cosas.

A algunas personas les cuesta más salir de la cama que a otras, y pulsan el botón de repetición cuando suena el despertador para ir retrasando el «terrorífico» momento de apartar las sábanas y disponerse a emprender los quehaceres diarios. Puede ser un síntoma de falta de sueño e indicar una necesidad de más tiempo para dormir. Lo que se considera normal es que a los 10 o 15 minutos de habernos levantado de la cama funcionemos ya a pleno rendimiento.

Levantarte cansado o con la sensación de no haber descansado bien después de siete u ocho horas de sueño puede ser una señal que indique la presencia de alguna alteración del sueño nocturno.

¿CÓMO LLEGO AL FINAL DEL DÍA?

Sabemos que nuestro cerebro tarda unas dieciséis horas en fabricar el sueño. Como hemos visto cuando hablábamos de la presión de sueño, el sueño empieza a elaborarse en el momento en que nos despertamos por la mañana. Necesitamos pasar suficiente tiempo despiertos para poder fabricar el sueño nocturno. Si te levantas a las siete y media, deberías llegar bien al final del día y aguantar con energía hasta el momento de acostarte, hacia las once de la noche. Si, por el contrario, el sueño te aparece bastante antes, es decir, estás fatigado durante la cena o incluso mientras la preparas, es que quizá no has dormido lo bastante.

Mención aparte requiere la somnolencia. Hay gente que cree que no tiene problemas de sueño porque se duerme en todas partes. Sin embargo, el mismo hecho de quedarse dormido durante la jornada es un trastorno. Somos animales diurnos, esto es, estamos «programados» para dormir de noche y permanecer en alerta de día. Por lo tanto, si hemos dormido bien y el tiempo suficiente durante la noche no deberíamos tener sueño durante el día (a excepción de los 20 minutos de la siesta). Dormirse a media mañana o a media tarde es uno de los principales indicadores de que el sueño nocturno no es suficiente o no es de calidad, o también puede señalar la presencia de una alteración del sueño llamada «hipersomnia». La hipersomnia es la necesidad de dormir de día unas horas para no sentirse cansado, a pesar de dormir bien por la noche.

¿GOZO DE BUENA SALUD?

Sabemos que el cuerpo tiene una gran capacidad de adaptación al entorno, y que algunas de las alteraciones del sueño no llegan de forma brusca. Es decir, no se pasa de repente de dormir bien a dormir solo cuatro horas por noche, o a hacer 35 apneas por hora, sino que el sueño va empeorando de manera gradual. Cada vez dormimos menos o dormimos peor, pero transcurre un tiempo hasta que la falta de sueño se hace patológica. Durante este tiempo, el cuerpo poco a poco se va adaptando y nosotros vamos percibiendo como algo normal el cansancio, la fatiga, las pérdidas de memoria o incluso la hipertensión o la depresión ansiosa. A menudo atribuimos estos malestares al trabajo, la edad o el estrés. ¿Has pensado que quizá detrás de esa alteración física o emocional se esconde una alteración del sueño y el descanso?

Ahora que ya sabemos qué es el sueño, por qué es de vital importancia dormir, qué ocurre durante el sueño y qué indicadores nos dicen si dormimos bien o no, nos pondremos manos a la obra y veremos qué podemos hacer para dormir bien, sentirnos mejor y gozar de una buena salud.

¿Qué podemos hacer para dormir mejor y tener un sueño más saludable?

El insomnio es la dificultad de conciliar el sueño de forma natural, tanto al inicio del sueño como tras los despertares nocturnos. Existen tres tipos de insomnio:

1. El insomnio de inicio, que se da cuando el principal problema es la dificultad para empezar a dormir al inicio de la noche, mientras que una vez conciliado el sueño, este se mantiene el resto de la noche.
2. El insomnio de mantenimiento, que es el que sufre la persona que consigue dormirse con relativa facilidad o rapidez (en menos de 30 minutos) pero que tiene uno o varios despertares durante la noche y después le cuesta volver a conciliar el sueño.
3. El despertar precoz, que es el insomnio de quien se duerme enseguida y permanece dormido durante la noche, pero se despierta antes de la hora deseada, es decir, a las cuatro o las cinco de la madrugada, y no puede conciliar el sueño de nuevo.

Es frecuente, sobre todo cuando se lleva tiempo durmiendo mal, que las tres clases de insomnio se vayan alternando, noche a noche o a temporadas, o que convivan dos formas diferentes de insomnio a la vez.

Se habla de insomnio cuando aparecen dificultades para dormir al menos tres días a la semana durante un mes. Si estas perduran más de tres meses, se considera insomnio crónico. Otro de los requisitos para diagnosticar insomnio es que haya afectación diurna, que la falta de sueño conlleve consecuencias como alteración psicológica o dificultades de funcionamiento (social, familiar o laboral) durante el día, resultado directo del mal dormir. De lo contrario, podríamos estar ante, por ejemplo, un dormidor corto, que es la persona que necesita pocas horas de sueño para sentirse descansada y rendir bien toda la jornada.

Criterios diagnósticos del insomnio*

- ✓ Queja subjetiva del paciente de dificultades para iniciar el sueño o para permanecer dormido durante la noche.
- ✓ Tiempo requerido para dormirse, o tiempo pasado en la cama despierto una vez se ha dormido, superior a 30 minutos; duración total del sueño inferior a 6,5 horas, o eficacia del sueño menor de 85 %.
- ✓ Dificultad para dormirse a pesar de la adecuada oportunidad de poder dormir.
- ✓ Dificultad para dormir durante tres o más noches a la semana.
- ✓ Duración del insomnio superior a un mes (agudo) o tres meses (crónico).
- ✓ Alteración psicológica o dificultades de funcionamiento (social, familiar u ocupacional) provocadas por el insomnio (véase la imagen).
- ✓ Insomnio que no es consecuencia de otro tras-

torno del sueño (apneas, narcolepsia…).
✓ Insomnio que no se explica por sufrir otra patología o por la toma de sustancias o medicamentos.

* Adaptación del *Manual diagnóstico y estadístico de los trastornos mentales o DSM-5*, publicado por la Asociación Estadounidense de Psiquiatría

MANIFESTACIONES DIURNAS DEL INSOMNIO

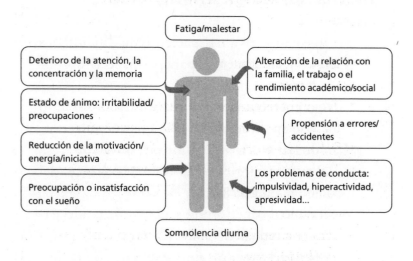

Fatiga/malestar

Deterioro de la atención, la concentración y la memoria

Estado de ánimo: irritabilidad/preocupaciones

Reducción de la motivación/energía/iniciativa

Preocupación o insatisfacción con el sueño

Alteración de la relación con la familia, el trabajo o el rendimiento académico/social

Propensión a errores/accidentes

Los problemas de conducta: impulsividad, hiperactividad, apresividad…

Somnolencia diurna

Cabe destacar que el insomnio es un síntoma, lo cual quiere decir que siempre existe una causa que lo provoca. Lo saludable es que el sueño aparezca y desaparezca de forma natural; si no ocurre así significa que hay una alteración del sueño que, en caso de persistir, podría generar una patología del sueño. Es muy importante saber identificar la causa que está generando esta dificultad para dormir.

Prácticamente a todo el mundo le cuesta dormir en algún momento de su vida. Los estudios demuestran que un 33 % de la población adulta padece insomnio, y que entre el 8 y el 11 % padece insomnio crónico. En general, las quejas por problemas de sueño son dos veces más frecuentes en mujeres que en hombres. La incidencia de los problemas de sueño aumenta con la edad, aunque las causas pueden ir cambiado a lo largo de los años.

Factores de riesgo que pueden propiciar el insomnio

- El envejecimiento
- Ser mujer
- Tener antecedentes familiares de insomnio
- Padecer problemas de salud o psicológicos
- Sufrir hiperactivación mental y fisiológica
- Tener una personalidad tendente a la preocupación y a la rumiación, al control y al perfeccionismo
- Tender a reprimir las emociones o tener pocas habilidades sociales

Algunos de dichos factores de riesgo son estáticos y otros, en cambio, son dinámicos, de modo que hacer cambios en la manera de afrontar el día a día puede ayudar a reducir las probabilidades de padecer insomnio. Cuando la alteración del sueño la produce una causa diurna, elementos externos o factores psicológicos —es así en la mayoría de los casos—, es posible mejorar el sueño realizando cambios en nosotros, en nuestros días y en nuestras noches.

Ahora bien, cuando la alteración del sueño se debe a una patología nocturna del sueño se requiere un tratamiento prescrito por un profesional experto en medicina del sueño.

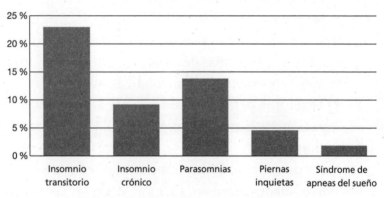

PREVALENCIA DE LOS TRASTORNOS DEL SUEÑO

Fuente: Sociedad Española de Neurología

Aunque muchas veces se dice que no es necesario hacer nada para que el sueño aparezca, pues se trata de un proceso natural, esto no es del todo cierto. El sueño hay que prepararlo procurando tener un buen día para llegar en buenas condiciones al momento de iniciar el sueño, e igualmente es preciso dormir bien para que el día sea mejor y nos encontremos a gusto al final de la jornada. Día y noche forman parte de un todo y no pueden interpretarse como elementos independientes. A falta de un buen día es muy difícil disfrutar de una buena noche. Y a la inversa.

Un buen día empieza la noche anterior.

Por lo tanto, dormir bien depende de uno mismo. Depende de nuestras conductas, de nuestros pensamientos, nuestras rutinas y nuestras emociones. Es por eso por lo que los problemas de sueño tienen solución, y la solución está a nuestro alcance.

Si hacemos cambios, nuestro sueño cambiará. Es más, nuestra vida cambiará.

¿Y qué pasa si tomo pastillas para dormir?

Cada día los medios de comunicación, tanto los generalistas como los especializados en medicina, se hacen eco del aumento del uso de fármacos ansiolíticos e hipnóticos en España. La prescripción de estos medicamentos se ha incrementado considerablemente en los últimos diez años, y más durante el confinamiento y la crisis sanitaria provocados por la COVID-19.

USO DE MEDICAMENTOS HIPNÓTICOS Y SEDANTES

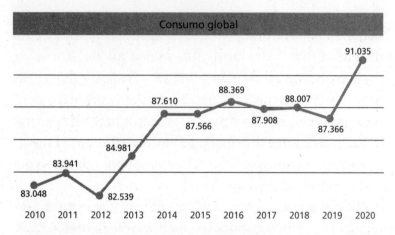

Consumo global

2010: 83.048 · 2011: 83.941 · 2012: 82.539 · 2013: 84.981 · 2014: 87.610 · 2015: 87.566 · 2016: 88.369 · 2017: 87.908 · 2018: 88.007 · 2019: 87.366 · 2020: 91.035

Fuente: Ministerio de Sanidad, Agencia Española de Medicamentos y Productos Sanitarios.

La medicación en sí misma no es ni buena ni mala, sino que puede estar bien o mal recetada. Todo depende de si es la adecuada para combatir la causa del problema. Lo cierto es que existen medicamentos que lejos de ayudarnos a dormir mejor, perjudican la calidad de nuestro sueño. Algunos fármacos que se venden en las farmacias como hipnóticos en realidad son antihistamínicos, cuya función principal es luchar contra las alergias, pero como uno de sus efectos secundarios es dar sueño, las farmacias los despachan porque no requieren prescripción médica. Este tipo de medicamentos son los que suelen dejar más sensación de resaca al día siguiente.

Asimismo, suele ocurrir que, una vez tomamos el fármaco prescrito, nos falta el seguimiento del médico, y el fármaco se queda en nuestras vidas por un tiempo ilimitado. Además, no combinamos la toma del medicamento con técnicas no farmacológicas que nos podrían aportar beneficios más duraderos que las propias pastillas para dormir.

Y cuando al cabo de unos meses —o años—, bien porque volvemos al médico, bien por decisión propia, queremos prescindir de los fármacos, el simple hecho de pensarlo hace que de nuevo nos cueste dormir. ¿Por qué? Porque mientras tomamos la medicación no tratamos la causa del mal dormir, que sigue presente.

Debemos seguir siempre las recomendaciones de los médicos, y si estos creen que en un momento determinado será útil cierto medicamento, es fundamental aceptar su orientación. No obstante, ten en cuenta que la mayoría de las asociaciones médicas solo aconsejan la toma de hipnóticos y benzodiacepinas para el insomnio durante tres meses. En este periodo es importante empezar a tratar, a la vez, la causa del mal dormir. Es decir, si tomamos ansiolíticos (relajantes) para poder descansar bien, conviene paralelamente aprender ejercicios de relajación que nos permitan, una vez adquiridas estas estrategias, reducir la medicación.

Con el tiempo, la administración continuada de fármacos comporta que la persona cada vez sea menos sensible a ellos, pues el cuerpo se habitúa a las sustancias administradas y va requiriendo dosis más altas del medicamento para conseguir el mismo efecto. Es lo que llamamos «tolerancia». Además, aumenta la dependencia del fármaco y crece la necesidad de tomarlo para conseguir funcionar normalmente. En estos casos, está muy presente la dependencia psicológica, que es el efecto de mantener la toma del medicamento para evitar los efectos no deseados de su privación.

Muchas veces, solo saber que tenemos a mano el fármaco ya nos ayuda a dormir mejor, pues eso nos da seguridad y nos relaja. Si nos dijeran: «A partir de hoy deja de tomar las pastillas para dormir», seguro que empezaríamos a generar una gran ansiedad que bastaría para impedirnos dormir. ¿Por qué aparece este miedo? Porque nadie nos ha dado una alternativa a las pastillas y carecemos de recursos para cuando decidamos reducir la medicación.

Hemos de dotarnos de estrategias y pautas eficaces para mejorar el sueño, así podremos contar con algo más que las pastillas y estar tranquilos cuando, de forma progresiva y controlada por un médico, empecemos a retirar la medicación.

¿Por qué cargar nuestro cuerpo de fármacos? ¿Qué más da dormir una hora más si esa hora no es de sueño de calidad?

SEGUNDA PARTE

Descubriendo tu sueño, descubriendo tu vida

Buscando la causa del mal dormir

El insomnio es un síntoma. En medicina, un síntoma es una alteración que indica la presencia de una dolencia, y siempre existe una causa que lo provoca. Por ejemplo, el dolor de cabeza: lo normal es no tenerlo, si duele la cabeza es porque algo que no funciona bien en el cuerpo lo está originando.

Lo mismo ocurre con el sueño. Lo normal es dormir bien —aunque a veces se nos olvide—, por lo tanto, si nos cuesta conciliar o mantener el sueño es por alguna causa. Conocer la causa del mal dormir es de vital importancia para poder implementar los cambios y rutinas que sean necesarios y, si conviene, iniciar el tratamiento más adecuado.

No es extraño que los pacientes que acuden a la consulta estén tomando tratamientos (suplementos o fármacos) «recetados» por amigos o compañeros de trabajo, que recomiendan el producto que a ellos les ha dado buen resultado. En la consulta, los pacientes preguntan: «¿Por qué a mí no me funciona? Mi caso es más grave, ¿no?». Y no lo es; lo que ocurre, sencillamente, es que su problema de sueño tiene una causa diferente que el del amigo y, en consecuencia, requiere otra solución. Tomar el mismo tratamiento para dormir que un amigo es suponer que ambas personas duermen mal por la misma razón, y no siempre es así. El fármaco que le va bien a un conocido no solo puede no ayudarnos a dormir, sino que puede empeorar nuestro problema de sueño, de modo que debemos tener cuidado con la famosa automedicación.

A nadie se le pasaría por la cabeza, por ejemplo, imaginar a pacientes diabéticos hablando los unos con los otros de la insulina, preguntando a los demás cuál toman y en qué dosis, y probando la del amigo porque este asegura que es muy eficaz. Tampoco imaginamos una conversación parecida acerca de las pastillas para regular la tensión arterial. En cambio, sobre las pastillas para dormir siempre tenemos algo que comentar. Y por si esto fuera poco, no tenemos ni siquiera la costumbre de hacerle caso al médico: si prescribe una pastilla durante diez días, nos tomamos media, a ver si con eso tenemos suficiente, y mañana quizá incluso probaremos a no tomarla…

No podemos generalizar el tratamiento para el insomnio, ni el farmacológico ni las pautas de sueño. Es importante encontrar la causa de nuestro mal dormir para poder aplicar las estrategias y tratamientos que nos ayuden de forma más específica y efectiva.

Los motivos por los que dormimos mal pueden ser muchos. Son más de cuarenta las causas de la alteración del sueño, y más concretamente del insomnio, pero aquí vamos a hablar de las más frecuentes.

Estas causas pueden ser nocturnas o diurnas.

LAS CAUSAS NOCTURNAS MÁS FRECUENTES

Son aquellos sucesos que se producen por la noche, mientras dormimos, y se encargan, sin que seamos muy conscientes de ellos, de perjudicar nuestro sueño y nuestro descanso. Estas causas suelen ocasionar una alteración en la estructura de sueño, muchas veces impidiendo que lleguemos a las fases de sueño más profundo, de tal modo que, pese a haber dormido las horas suficientes, nos levantamos por la mañana con la sensación de no haber descansado bien.

En este grupo de causas encontramos los ronquidos y las apneas del sueño, que son aquellas pequeñas pero muy peligrosas paradas respiratorias que se producen durante el sueño nocturno.

Al dormir, los músculos del cuerpo pierden tono muscular y se relajan, pero en las personas que padecen apneas, ciertos músculos del cuello se relajan en exceso y cierran el espacio por donde pasa el aire, por lo tanto, provocan una parada respiratoria. El cerebro, cuando advierte que el dormidor lleva unos segundos, o minutos, sin recibir oxígeno, eleva al dormidor hacia el despertar o hacia una fase de sueño muy ligero. El resultado de que este proceso se vaya repitiendo constantemente a lo largo de la noche es un sueño muy fraccionado, con muchos microdespertares, y el cansancio durante el día.

Otra causa nocturna muy habitual es el síndrome de piernas inquietas, más prevalente en las mujeres. La sensación de inquietud en las piernas antes de dormir solo desaparece moviéndolas, y es por eso por lo que muchas veces este síndrome se confunde con el insomnio, ya que la inquietud dificulta el inicio del sueño y las personas afectadas se pasan la mayor parte de la noche andando por la casa o dándose duchas frías en las piernas.

Otras causas nocturnas son las parasomnias, es decir, los comportamientos o conductas anómalos durante la noche, que alteran la estructura del sueño. Son personas que padecen parasomnias las que hablan, las que gritan, las que rechinan los dientes y las que padecen sonambulismo, entre otras.

¿Cómo identificar las causas nocturnas?

Muchas veces solo hace falta preguntar a nuestro compañero de cama, que nos podrá dar la respuesta, o analizar cómo nos sentimos durante el día; sin embargo, en ocasiones es preciso indagar un poco más.

Para ello se hace una prueba que estudia el sueño, lo que los expertos llamamos «polisomnografía». Esta se lleva a cabo en centros de investigación del sueño, equipados con habitaciones privadas donde el paciente duerme una noche entera. Mientras este duerme se registran la actividad cerebral, la respiración y otros parámetros a la vez que se observa a través de una cámara cualquier posible conducta inhabitual durante el sueño. Es importante que las habitaciones donde se realizan las pruebas sean cómodas y que el paciente tenga más la sensación de estar pasando una noche en casa que en un hospital. En la medida de lo posible, el entorno debería ser parecido al del dormitorio de nuestro hogar para facilitar el sueño y tener el máximo de horas de registro. Esto es importante sobre todo en el caso de los insomnes, más que para las personas que sufren apneas, porque estas tienen tendencia a dormirse prácticamente en cualquier lugar.

LAS CAUSAS DIURNAS MÁS FRECUENTES

Las causas diurnas son todos aquellos acontecimientos producidos durante el día que pueden provocarnos una mala noche. Un ejemplo de causa diurna es tomar demasiada cafeína: si nos tomamos seis cafés, es muy probable que por la noche nos cueste dormirnos. Pueden ser de distintos tipos: psicológicas, ambientales, médicas y farmacológicas, entre otras.

Las dos más importantes y frecuentes son las psicológicas y las médicas, ya que el sueño es sensible a cualquier situación que genere un cambio psicológico o físico importante en el cuerpo. El estrés emocional o una enfermedad física, por ejemplo, suelen afectar al sueño y el descanso.

Causas psicológicas

Entre las causas psicológicas, el estrés, la ansiedad y la depresión son las más frecuentes. Todos en nuestro día a día tenemos que enfrentarnos a situaciones que nos generan pequeños estados de ansiedad. Discusiones con amigos o compañeros, acúmulos de trabajo, circunstancias familiares preocupantes o enfermedades propias o de personas importantes para nosotros pueden afectarnos emocionalmente. Ya hemos visto antes que el sueño y el estrés, así como el sueño y las emociones llamadas negativas, están estrechamente vinculados.

Debemos saber que no todos reaccionamos igual frente a las mismas situaciones. Hay personas que disponen de estrategias adecuadas para hacerles frente y que, cuando tienen ciertas preocupaciones, al llegar a la noche se duermen con facilidad.

El caso de Juan y Mireia

Mireia, de cuarenta y cinco años, sufría problemas de sueño desde hacía unos siete años. Trabajaba en una multinacional donde desempeñaba un cargo de responsabilidad; tenía tres hijos, y sus padres eran mayores y empezaban a tener alguna que otra dolencia. Era una persona muy exigente a la que le gustaba controlar exhaustivamente las cosas. Quizá no dormía bien por culpa del aumento de la ansiedad diurna, pero ella consideraba que no tenía más apuros que los que pudiera tener su marido Juan, e incluso que él tenía muchos más problemas laborales que ella. Aun así, Juan se metía en la cama y se dormía enseguida, y no se despertaba hasta la mañana siguiente, mientras que ella pasaba las noches dando vueltas en la cama. Cuando ella, al acostarse, intentaba dormirse y empezaba a dar vueltas, él le decía: «Pero, Mireia, relájate y desconecta», y ella le contestaba: «Y ¿cómo se hace eso?».

Es una escena que se repite con frecuencia: al lado de una persona insomne suele dormir una persona que disfruta de un sueño de buena calidad. Al insomne el hecho de ver a esa persona gozar de su sueño mientras él está luchando para poder dormirse lo pone aún más nervioso y hace que le cueste más dormirse.

Si nos ocurre esto, no hemos de envidiar a nuestro compañero o compañera de cama, sino dar las gracias porque está durmiendo bien, gozando de un buen sueño y un buen descanso. Generalmente, aquello que envidiamos en los demás suele alejarse de nosotros. Cuando agradecemos lo que los demás tienen lo atraemos hacia nosotros. La ansiedad y la envidia (aunque sea sana) son emociones que nos generan una sensación de malestar y nos entorpecen el sueño. Estar impacientes porque la otra persona duerme y nosotros no aumenta nuestra ansiedad y nuestro nerviosismo, y por lo tanto la probabilidad de que nos durmamos disminuye. En cambio, la gratitud, el sentir alegría por el otro, es una emoción de las llamadas «positivas». Nos hace sentir bien e induce la segregación de hormonas del bienestar, así que favorece la entrada al sueño y mejora el descanso.

Otras personas, en cambio, por su manera de ser y porque aplican estrategias de afrontamiento inadecuadas, generan altos niveles de ansiedad en situaciones que a menudo incluso a ellas les parecen «una tontería», pero que no pueden quitarse de la cabeza. Es habitual el comentario de que, cuando se acuestan o cuando se despiertan a media noche, su cerebro no para de ir de un pensamiento a otro, y que muchas veces estos pensamientos no son preocupaciones graves sino más bien «preocupaciones cotidianas» o «muy tontas». Acostumbran a ser personas rumiadoras, es decir, que les dan muchas vueltas a las cosas pero no actúan para que la preocupación desaparezca.

Una mala gestión de las emociones o tener creencias perturbadoras pueden generar niveles de ansiedad no muy altos pero mantenidos en el tiempo que hacen que, una vez llegada la noche, cuando necesitamos que el sueño aparezca con naturalidad, este se muestre esquivo.

Como veremos más adelante, todos generamos ansiedad en algún momento de nuestra vida. La ansiedad en cierto grado no es mala, sino al contrario: es muy útil, ya que es una conducta adaptativa que nos prepara para actuar frente a los peligros y nos ayuda a sobrevivir. Nos predispone para la huida o para el ataque.

Pero ¿qué pasa si ante ese peligro empezamos a generar ansiedad, a preocuparnos de forma constante, y ni atacamos ni evitamos el problema? Lo que ocurre es que mantenemos la situación en el tiempo, y la ansiedad mantenida en el tiempo sí es nociva. ¿Y si además ese peligro no existe? Las personas tenemos tendencia a anticipar las amenazas porque así nos preparamos para lo peor. Es decir, somos capaces de inventarnos una desgracia para que posteriormente nos haga menos daño. Muchas de nuestras preocupaciones son invenciones nuestras, que creemos que existen pero no son reales, o incluso son peligros que ni siquiera han aparecido y puede que no aparezcan jamás.

¿Qué pasa cuando sufrimos por algo que todavía no ha sucedido? Que nuestra mente no sabe diferenciar lo real de lo fantástico. Para el cerebro, lo imaginado es real, y sufre como si lo estuviera viviendo. Es decir, nuestro cerebro se pone alerta y prepara a nuestro cuerpo para afrontar el peligro, el cual todavía no existe. Le estamos generando un sufrimiento a nuestro cerebro que podría evitarse.

Un estudio de la Universidad Estatal de Pensilvania (Estados Unidos), publicado en la revista internacional *Behavior Therapy*, determinó que más del 90 % de las cosas que nos preocupan nunca sucederán.

Esto, efectivamente, forma parte de nuestra manera de ser, de nuestra forma habitual de pensar y actuar, y a menudo creemos que poco podemos hacer al respecto. Más adelante trataremos la cuestión de cómo manejar estos pensamientos con el fin de reducir la ansiedad y calmar la mente para dormir y descansar mejor. Es bueno, en cualquier caso, examinarse para detectar cualquier tendencia a generar ansiedad o preocupaciones excesivas por las circunstancias que nos rodean.

Es necesario mencionar que algunas situaciones graves, como la pérdida de un ser querido o una separación, pueden ocasionar una alteración del sueño transitoria en personas que antes no tenían problemas para dormir. En estos casos, el insomnio es una respuesta natural que forma parte de un proceso de duelo, depresión o ansiedad, por lo tanto, una vez superado el trance, y cuando el entorno se vuelve más favorable, hay que intentar que el sueño se restablezca. Generalmente ocurre así, pero algunas personas durante esa temporada adquieren malos hábitos por la noche o en los momentos previos al sueño y, a pesar de que desaparezca el problema o se encuentren mejor anímicamente, les resulta imposible volver a dormir bien.

Imaginemos el siguiente caso: la separación de una pareja tras más de quince años de relación y diez de matrimonio y con dos hijos en común. Aunque ambas partes sepan que es necesaria, no deja de ser un momento duro. Las separaciones conllevan cambios —de casa, de trabajo— y duelos —pérdida de una parte de la familia, de las horas pasadas con los hijos—, y son situaciones difíciles de digerir en poco tiempo. Por ello, no es extraño pasar durante este periodo noches sin dormir, tumbados en la cama con los ojos como platos, dando mil vueltas a mil pensamientos distintos. Les sucede incluso a personas que nunca han tenido problemas de sueño, que siempre han dormido bien.

En estas circunstancias, hace falta un tiempo de adaptación y asimilación. Muchas de las crisis que atravesamos en la vida no las podemos evitar. Debemos afrontarlas, asumirlas y gestionarlas de la mejor manera posible para que se conviertan para nosotros en un aprendizaje, nos ayuden a conocernos mejor, nos hagan más fuertes y nos enseñen a valorar las cosas que realmente son importantes. Solo así habremos sabido sacarle provecho a la situación y crecer como personas. Por duras que sean las circunstancias que nos rodeen, nosotros mismos acabamos sorprendidos de nuestra capacidad para sacar fuerzas de donde sea y seguir adelante para vivir esa vida llena de sorpresas y alegrías (o tristezas) que puede estar esperándonos a la vuelta de la esquina.

Si en una situación como la descrita cogemos malos hábitos de sueño, como no ceñirse a horarios fijos para levantarnos o acostarnos, quedarnos en la cama por la mañanas los fines de semana que no tenemos nada que hacer, ponernos a mirar el móvil en la cama cuando no podemos dormir o ver la televisión hasta horas intempestivas, seguramente pasada la mala temporada, aun estando bien, el sueño se mantendrá alterado. Todas estas conductas erróneas constituyen lo que llamamos «factores perpetuantes del insomnio» y muchas veces ayudan a mantener el insomnio durante años después de que la situación estresante haya desaparecido.

Causas ambientales

Las causas ambientales son aquellas características de nuestro entorno que afectan a nuestro sueño, como el ruido exterior, la luz de una farola de la calle que entra en la habitación o la falta de un dormitorio o un colchón con las condiciones adecuadas. Asimismo, tener un bebé que nos despierta varias veces cada noche o un compañero de cama que ronca y da patadas también se considera una causa ambiental.

Este tipo de causas son las más fáciles de modificar y, a no ser que nos generen mucho estrés, no suelen ser los motivos principales del insomnio.

El caso de Alberto

Alberto es un chico de veintinueve años que empieza a ir a terapia porque lleva unos meses durmiendo mal. Él refiere que su insomnio lo provocan todos los ruidos que oye al meterse en la cama. Siempre le ha costado dormir con ruidos o con luz, pero desde que hace unos meses cambió de trabajo y, en consecuencia, de domicilio, el insomnio se ha agravado. Nada más acostarse se queda pendiente de si oye a los vecinos o cualquier otro ruido de la casa. Es incapaz de dormir porque siempre está escuchando un ruido u otro. Ha probado incluso a usar tapones para los oídos, pero entonces lo que acaba oyendo son los latidos de su corazón.

Es evidente que no son los ruidos lo que le provocan el insomnio a Alberto, sino una hiperactivación del cerebro. Su cerebro activo se encuentra «buscando» cualquier ruido para no relajarse y dormir. El cerebro necesita desconectar por la noche, y prestar atención a un estímulo sonoro le impide esa desconexión. Después de analizar los ritmos, hábitos, pensamientos y rutinas de Alberto, observamos que su nuevo empleo le está generando ansiedad porque lo vive con mucha presión. Así pues, ese debería ser el objetivo del trabajo terapéutico: mejorar la gestión del estrés laboral.

Las causas médicas y farmacológicas

Ciertas patologías o enfermedades físicas pueden cursar con alteración del sueño. Aquellas que se acompañan de dolor, como los reumatismos, la úlcera gastroduodenal y la angina nocturna generalmente producen dificultad para iniciar o mantener el sueño. También los pacientes con insuficiencia renal crónica, sobre todo si sufren uremia, se quejan de dificultad para dormir. Asimismo, se relacionan con los problemas de sueño el hiper o hipotiroidismo y ciertas patologías neurológicas. Las demencias como el alzhéimer o el párkinson, por ejemplo, afectan de forma clara al sueño. Igualmente, los fármacos utilizados para mejorar o aliviar los síntomas de estas patologías pueden perturbar el sueño. Son muchos los medicamentos que pueden interaccionar con las estructuras que intervienen en la aparición y el mantenimiento del sueño. Un ejemplo claro son los que se recetan para el asma, que generan dificultad para iniciar el sueño. En caso de sufrir alguna patología física o seguir un tratamiento, lo mejor es consultar con el médico y preguntarle si los medicamentos tomados pueden estar afectando al sueño.

Debemos tener en cuenta también los fármacos que tomamos algunas noches para poder conciliar el sueño. Tomarse una pastilla para dormir durante un tiempo y después dejarla de tomar, o tomarla una noche sí y a la noche siguiente no, puede tener consecuencias negativas en el sueño. Tanto retirar de golpe la medicación para dormir como tomarla de forma esporádica puede generar el llamado «efecto rebote», es decir, que en las noches sin medicación el sueño se altera hasta niveles más altos que antes de iniciar el tratamiento. Este es uno de los motivos por los que muchas personas acaban «enganchadas» a las pastillas para dormir. Esa incapacidad para tolerar de nuevo más noches sin dormir genera dependencia de ese tipo de fármacos.

Por otro lado, en las personas mayores suele darse la polifarmacia, que es el consumo de varios fármacos a la vez, o más de los que están clínicamente indicados, hecho que aumenta gravemente el riesgo de sufrir reacciones adversas, por lo que debemos limitar la ingesta de medicamentos a los que son realmente necesarios.

REACCIONES ADVERSAS SEGÚN EL NÚMERO DE FÁRMACOS

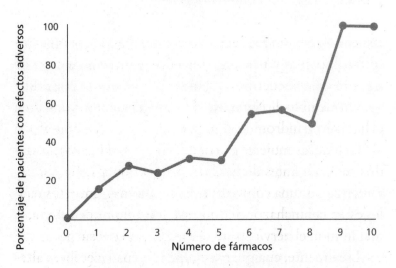

Fuente: Denham, M.J. (1990), «Las reacciones adversas a medicamentos», *Brit Med Bull*, vol. 46, pp. 53-62.

Los estimulantes como la cafeína, la teína, el cacao o las bebidas energéticas son otros activadores del cerebro y pueden provocarnos alteraciones en el sueño. Las bebidas alcohólicas, aunque en un primer momento tienen un efecto sedante que ayuda a inducir el sueño, son contraproducentes, pues generan un sueño de mala calidad con múltiples microdespertares.

Más adelante analizaremos los hábitos y rutinas cotidianos y veremos qué conductas afectan al sueño y al descanso. Por ejemplo, tomar sustancias estimulantes a ciertas horas del día puede hacer que nos cueste dormirnos y descansar bien.

EL SUEÑO EN LAS DISTINTAS ETAPAS DE LA VIDA DE LAS MUJERES

Especial atención requerimos las mujeres, ya que los cambios biológicos y psicológicos que sufrimos a lo largo de nuestra vida pueden perturbarnos el sueño y el descanso.

Un ejemplo de ello se observa en las mujeres que sufren el llamado «síndrome premenstrual». Este síndrome afecta al 90 % de las mujeres en edad fértil y aparece entre una y dos semanas antes de tener el sangrado menstrual. Se caracteriza por una combinación de síntomas, entre los cuales están la hinchazón abdominal, los dolores de cabeza, el mal humor, el nerviosismo o la alteración del sueño.

Igualmente, cualquier mujer puede padecer leves alteraciones del sueño durante las fases del ciclo menstrual. Suelen darse entre tres y seis días antes de la llegada de la menstruación. Es importante, al registrar nuestro sueño, que observemos si existe o no esa periodicidad en nuestros trastornos del sueño.

Las mujeres pueden sufrir alteraciones del sueño en distintos momentos de su vida: en algunas fases del ciclo menstrual, el embarazo y la menopausia.

Cabe mencionar también que durante la menstruación muchas veces padecemos dolores, lo cual predispone a tener un sueño de peor calidad, o sangrado abundante, que nos causa molestias nocturnas. Además, la pérdida de sangre contribuye a que los niveles de hierro en sangre disminuyan y aumente la posibilidad de padecer el síndrome de piernas inquietas. Este síndrome suele ser cíclico y repetirse en distintos momentos del día (los síntomas aumentan entre las diez de la noche y las dos de la madrugada, aproximadamente, y después disminuyen, momento en que el sueño aparece con normalidad) o de forma estacional (en primavera y otoño acostumbran a intensificarse los síntomas).

Otra etapa que conlleva problemas de sueño es el embarazo. Las mujeres suelen padecer un aumento de la somnolencia en el primer trimestre del embarazo y, en cambio, insomnio en el tercero. La incomodidad a causa del volumen de la barriga, la inquietud por el parto y las ganas de conocer ya al hijo hacen que sea más complicado conciliar el sueño y mantenerlo durante la noche.

La necesidad de ir al baño más a menudo puede aumentar los despertares, con la posibilidad de quedarse en vela el resto de la noche. En las madres, el insomnio por lo general desaparece a los cuatro o seis meses después del parto, cuando el bebé empieza a alargar sus ciclos de sueño nocturno.

Sin embargo, son muchas las madres que llegan a la consulta con un insomnio crónico que se inició con el nacimiento de sus hijos. Aunque los niños —en ocasiones adolescentes— ya duermen bien desde hace tiempo, ellas no lo consiguen. Esto es lo que le ocurre a Alicia, una mujer de treinta y ocho años, trabajadora y madre de dos hijos, el mayor de ocho años y el pequeño de cinco. Desde el nacimiento de este último, Alicia no duerme bien, cosa que no le ocurrió con el primero, al que tuvo que dar biberón a partir del primer mes. El pequeño, en cambio, fue lactante durante un año entero. De hecho, los nuevos hábitos para darle el pecho a su hijo —despertarse cada tres horas, dormir con el bebé, etcétera— fueron lo que alteró su ciclo de sueño. Alicia mantuvo esa tensión que no deja descansar incluso cuando el niño empezó a ir a la escuela, y continúa instalada en esa anomalía. Por mucho que los fines de semana se levante tarde y «recupere horas de sueño», Alicia nota el cansancio durante el día entre semana y no rinde tanto en su trabajo; se da cuenta de que tiene poca paciencia y se ha vuelto más irritable por culpa de la falta de sueño. Destaca que por la noche le resulta muy dura la hora del baño y de la cena con los dos niños. Por suerte, su marido puede estar con ella y eso la descarga de tensión.

Algo más de prevalencia tiene el insomnio durante la perimenopausia y la menopausia. El estudio SWAN (Study of Women's Health Across the Nation), realizado en más de 12.500 mujeres, demostró que el 38 % de las mujeres de entre cuarenta y cincuenta y cinco años tienen dificultades para dormir significativamente relacionadas con la menopausia. Los sofocos, los cambios hormonales y personales o psicológicos que se experimentan durante esta etapa predisponen a sufrir más despertares durante la noche y a tener un sueño menos reparador. Existen otras alteraciones nocturnas del sueño, además del insomnio, que también aumentan su prevalencia durante la menopausia, como los despertares tempranos, el sueño ligero o simplemente el acortamiento del periodo habitual de descanso. Algunas veces el insomnio se puede mejorar con terapia hormonal o reduciendo la sintomatología asociada con suplementos o fitoterapia, pero en la mayoría de los casos se requerirá un trabajo conjunto para trabajar tanto el aspecto hormonal como el psicológico.

Es importante tener presente que el insomnio y las alteraciones del sueño rara vez las provoca un único factor, sino que suelen ser el resultado de una combinación de causas. Por ello, un buen ejercicio es enumerar todas aquellas circunstancias que creamos que pueden estar alterando nuestro sueño y ordenarlas según el grado en que pensemos que nos afectan.

Analicemos y registremos el sueño

Ahora que tenemos en mente aquellos factores que pueden estar afectando nuestro sueño, antes de empezar a trabajar para mejorar nuestro descanso es muy importante que registremos cómo dormimos en cada momento. Pasamos por temporadas mejores y peores, hay épocas en las que quizá nos cuesta más conciliar el sueño y épocas en las que nos dormimos enseguida pero nos despertamos por la noche. Es necesario saber cuánto dormimos o, mejor dicho, cuánto no dormimos; si todos los días son iguales; cuántas noches dormimos mal a la semana, o al mes; si estas «malas noches» se repiten con una periodicidad determinada, o si existe algún factor o elemento que empeora nuestras noches y que nos puede dar una idea más clara sobre la causa del mal descanso.

Sabemos que valorar el insomnio es algo muy subjetivo, igual que valorar el dolor. Resulta enormemente difícil cuantificar el dolor que sentimos; podemos definir su intensidad situándola en un punto determinado de una escala del 1 al 10; no obstante, nunca podremos estar seguros de que dos personas que dan el mismo valor numérico a su dolor sientan en realidad el mismo dolor. Así ocurre con el sueño: hay personas que duermen mal pero toleran mejor las consecuencias, y por lo tanto no viven la falta de sueño como un problema, mientras que otras personas, pese a dormir ocho horas, tienen la sensación de que su sueño no es reparador o que necesitan más.

Existen distintos test validados en español para medir el mal dormir. El índice de severidad del sueño nos ayuda a conocer la gravedad del problema de insomnio. Es muy útil sobre todo conocerlo antes de iniciar un tratamiento, para poder evaluar los cambios al terminarlo y así tener una idea más objetiva de cómo ha mejorado el sueño.

Valora tu sueño

Pensemos ahora en nuestro caso particular y único. Va a resultar vital, a medida que avancemos, ir conociendo y analizando cómo nos comportamos nosotros mismos durante la noche o en los hábitos del día a día que pueden influir en nuestro descanso. En primer lugar, pues, pongamos el foco en la percepción intuitiva de la calidad de nuestro sueño.

Si tuvieras que evaluar la calidad de tu sueño en una escala del 0 al 10, donde 0 es dormir fatal y 10 dormir bien, ¿cómo puntuarías tu sueño del último mes? ¿Por qué le atribuyes este valor y no otro?

A continuación, evalúa individualmente cada una de las características que definen la calidad de tu sueño dándole un valor de 0, 1 o 2, teniendo en cuenta que el 0 significa «nunca o raramente», el 1, «algunas veces» y el 2, «siempre o casi siempre».

- Satisfacción: ¿estás satisfecho con tu sueño?
- Alerta: ¿eres capaz de mantenerte despierto durante el día?
- Eficiencia: ¿pasas menos de 30 minutos despierto en la cama, antes de conciliar el sueño o si te despiertas por la noche?
- Duración: ¿duermes entre siete y ocho horas al día?
- Regularidad: ¿sueles dormirte y despertarte siempre a la misma hora (con un margen de una hora)?

Una vez hayas contestado las dos preguntas iniciales, debes observar si en la segunda has dado la misma puntuación a todas las características. Si no, puedes hacer la media. Este test te servirá para poder ir analizando tus avances. Te recomiendo que lo vayas haciendo una vez al mes para comprobar cuánto va mejorando tu sueño.

En caso de que te haya resultado difícil contestar la segunda pregunta, sería conveniente que llevaras un diario de sueño durante unas semanas para recopilar toda la información sobre tu sueño.

Es importante escribir un diario del sueño mientras se sigue el programa por diversas razones. La principal es que proporciona una idea más objetiva de cómo es el sueño y el descanso.

Existe un tipo de insomnio, llamado «insomnio paradójico», que se caracteriza por el hecho de que las personas que lo padecen tienen la sensación de no dormir o no descansar bien aunque las pruebas de sueño realizadas, para determinar tanto las causas diurnas como las causas nocturnas, no detectan ningún problema. Se observa que a estas personas, aun durmiendo unas siete u ocho horas por noche, les parece que apenas han dormido y han pasado casi toda la noche despiertas, y, en cambio, los registros polisomnográficos demuestran que su sueño está dentro del rango de lo que se considera normales.

Es significativo que tengamos tendencia a recordar y generalizar las malas noches. Sin el diario de sueño, tras fijarnos en nuestro descanso durante quince días, la sensación puede ser negativa porque nos fijamos únicamente en las tres noches malas y pasamos por alto las restantes doce noches, que han sido buenas. Cuantificar el número de noches buenas y malas, el tiempo que nos ha costado dormir o las veces que nos hemos levantado nos ayuda a tener una visión más objetiva de nuestro sueño. Asimismo, el diario del sueño es una herramienta que facilita la tarea de plantearnos objetivos de mejora y de valorar si los hemos conseguido.

Muchas personas llegan a la consulta diciendo: «Quiero mejorar mi sueño». Cuando les preguntamos cómo quieren mejorarlo o qué sería para ellas mejorar el sueño, a menudo no son capaces de responder. Para unas, lo ideal puede ser reducir los despertares, para otras, reducir el tiempo que tardan en dormirse, o mejorar la calidad del sueño, o simplemente sentirse mejor, con más energía o más descansadas durante el día. Sin el diario del sueño será muy difícil marcar los objetivos.

Por último, el diario del sueño es muy útil para valorar el cambio y la mejoría. A medida que vamos avanzando en el programa podemos observar la mejoría de nuestro sueño y si cumplimos o no nuestros objetivos.

A continuación proponemos un diario del sueño sencillo y fácil de rellenar. Es aconsejable dejarlo al lado de la cama y dedicar cinco minutos nada más despertarnos a rellenarlo. Si lo dejamos para más tarde, es fácil que nos olvidemos de hacerlo y acabemos rellenando los datos de dos o tres noches seguidas un poco a ojo.

No obstante, conviene no obsesionarnos con rellenar el diario de forma demasiado meticulosa y pasar toda la noche mirando el reloj para saber a qué hora exactamente nos hemos acostado o nos hemos despertado durante la noche. Dejémonos guiar por la intención y que no nos abrume el deseo de llevar un registro escrupuloso.

Diario del sueño

Día: _____

Hora de acostarme:_____

Hora de apagar la luz:_____

Tiempo que he tardado en dormirme:_____

Despertares durante la noche:_____

Duración de los despertares durante la noche: _____

Hora del despertar:_____

Hora de levantarme de la cama:_____

Tiempo total en la cama:_____

Tiempo total de sueño: _____

Medicación tomada y hora: _____

Siestas durante el día anterior:_____

Calidad del sueño (valorar de 1 a 5):_____

Cómo me siento físicamente al levantarme (valorar de 1 a 5): _____

Al final de la semana es bueno hacer una media de las distintas puntuaciones, que nos proporcionará una visión más general de cómo es nuestro sueño y cómo van mejorando las noches.

Si te cuesta mucho llevar el diario del sueño o crees que te estás obsesionando con rellenarlo y no paras de mirar el reloj, puedes recurrir a la ayuda de un reloj inteligente o *actiwatch*. Algunos no son muy fiables, pero para la información que necesitas te servirán. Podrás usarlo solo al principio del programa, después le dirás adiós.

Como acabamos de ver, es fundamental preguntarnos si estamos durmiendo bien y cómo nos sentimos, pero una vez valorada la noche y el momento del despertar, el siguiente paso es analizar cómo pasamos el día en general.

Las consecuencias del mal dormir en la actividad diurna son numerosas y de diferentes tipos. Pueden ser psicológicas, emocionales, sociorelacionales o físicas, entre otras.

Sabemos que la falta de sueño afecta al quehacer cotidiano, pero también que no tener una buena calidad de vida puede afectar al sueño.

Valoremos la calidad de nuestro sueño

Como sabemos, no solamente son importantes las horas que dormimos, sino la calidad en que lo hacemos. Por eso, es esencial prestar atención a nuestras impresiones particulares también en este sentido.

Si tuvieras que evaluar la calidad de tu día a día en una escala del 0 al 10, donde 0 es una calidad de vida muy mala y 10 una calidad de vida muy buena, ¿qué puntuarías darías a los días del último mes? ¿Por qué razón?

A continuación, evalúa individualmente cada una de las características que definen la calidad de vida (divididas en función de su ámbito) dándole un valor de 0, 1 o 2, teniendo en cuenta que el 0 significa «nunca o casi nunca», el 1, «a veces o no sabría qué contestar» y el 2, «siempre o casi siempre» .

- Bienestar físico:
  - –¿Gozas de buena salud física?
  - –¿Tienes patologías crónicas?
- Bienestar emocional:
  - –¿Haces una buena gestión de tus emociones?
  - –¿Sufres patologías emocionales?
  - –¿Experimentas altos niveles de ansiedad o tristeza?
- Relaciones interpersonales:
  - –¿La relación con las personas cercanas es correcta y adecuada?
  - –¿Tienes interés en relacionarte con la gente?
- Actividades sociales:
  - –¿Reservas tiempo para los hobbies las actividades sociales?
  - –¿Disfrutas de tus amigos y familiares?
- Autorrealización:
  - –¿Estás satisfecho con tu vida?
  - –¿Tienes suficientes ingresos económicos para sentirte bien?
  - –¿Crees que no estás dando lo mejor de ti o que no puedes llegar a todo?
  - –¿Hasta qué punto estás alineado con la vida que habías soñado para ti?

CONSECUENCIAS DEL DORMIR MAL
QUE PUEDEN AFECTAR A TU CALIDAD DE VIDA

NIVEL PSICOLÓGICO	Me cuesta más concentrarme, prestar atención, pérdidas de memoria, falta de prioridades en el trabajo, estudios, procrastinación...
NIVEL EMOCIONAL	Irritabilidad, cambios de humor, apatía, pensamientos negativos, rumiación, pensamientos de mono, me abruman los problemas, estoy más sensible a las sensaciones...
NIVEL SOCIO-RELACIONAL	Discusiones con mi pareja, mis hijos, mis padres, con mis compañeros de trabajo, me aíslo de los demás, soy menos tolerante, más pasota...
NIVEL FÍSICO PRIMEROS SÍNTOMAS	Más cansado, fatigado, menos energía, dolores musculares o de cabeza, migrañas, resfriados...
NIVEL DE SALUD A LARGO PLAZO	Sobrepeso u obesidad, hipertensión, problemas cardiacos, estrés, ansiedad, depresión, deterioro cognitivo, demencias...

Piensa también en cuánto tiempo dedicas a estar preocupado por el sueño a lo largo del día. Y en cómo describirías tu problema de sueño. Quizá te cuesta mucho dormirte por la noche, pero después sigues de un tirón. O al revés: concilias el sueño enseguida al meterte en la cama pero te despiertas en plena noche. O va a temporadas, unas veces te cuesta más conciliar el sueño y otras, mantenerte dormido. O te sucede todo al mismo tiempo. O a lo mejor tu problema no es conciliar el sueño ni mantenerlo, sino la falta de un descanso reparador por culpa de los sueños y los microdespertares.

Ahora que dispones de una información más clara de cómo estás durmiendo y cómo es tu descanso, es el momento de marcarte el objetivo. ¿Qué es exactamente lo que quieres mejorar de tu sueño?

Estos son algunos de los deseos más comunes:

a) Reducir el tiempo que tardo en dormirme por debajo de los 20 minutos.
b) Reducir el número de despertares a uno o dos por noche.
c) Eliminar los despertares por la noche.
d) Reducir el tiempo que paso despierto en la cama durante la noche a menos de 20 minutos.
e) Despertarme a la hora que suena el despertador, no antes (o poco tiempo antes).
f) Despertarme con la sensación de haber descansado mejor, es decir, mejorar la calidad del sueño en uno o dos puntos.
g) Tomar menos días a la semana (o al mes) medicación para dormir (y decir cuántos días).

Cualquier objetivo que nos propongamos debe seguir la regla SMART, lo cual significa que el objetivo debe ser:

1. *eSpecífico*. El objetivo ha de definir claramente qué es lo que queremos lograr. «Mejorar el sueño» es un objetivo poco específico. Es preciso evitar los verbos y adjetivos inespecíficos, y concretar hasta qué

punto nos proponemos llegar: si es más, cuánto más; si es mejor, cuánto mejor.

2. *Medible.* Lo que queremos conseguir debe ser medible o cuantificable para poder saber si lo estamos logrando. Va bien marcarse pequeñas metas o logros, más fáciles de conseguir, y el éxito nos reforzará y ayudará a continuar.

3. *Alcanzable.* Lo que nos proponemos tiene que ser realista, posible de lograr, sobre todo al principio, y a medida que vayamos alcanzando logros podremos plantearnos objetivos más ambiciosos.

4. *Relevante.* Debemos tener claro para qué queremos lograrlo, por qué conseguir lo que nos proponemos es importante. El esfuerzo tiene que valer la pena. Esa motivación es la que nos ayudará a perseverar y no abandonar nuestro propósito. Mejorar la salud, el bienestar, el rendimiento o la relación con los demás, reducir la ansiedad, tener el control de nuestra vida... Busquemos cuál es el fin último por el que queremos realmente mejorar nuestro sueño.

5. *Temporal.* Es preciso que nos marquemos un tiempo en el que cumplir nuestro objetivo. Podemos empezar con metas semanales y muy fáciles de conseguir, y poco a poco ir aumentando nuestras aspiraciones.

Es importante tener siempre presente nuestro objetivo. Podemos anotarlo en un papel y colgarlo en la puerta de la nevera, o explicárselo a familiares o amigos. Esto hará que nos comprometamos más con su consecución.

En este punto del proceso es bueno también hacernos ciertas preguntas que nos ayudarán a mantenernos firmes. A menudo nosotros mismos somos nuestros peores enemigos, y no alcanzamos nuestros objetivos porque no estamos suficientemente motivados, o no queremos esforzarnos tanto o no confiamos de verdad en que podamos conseguirlo, o no damos importancia al problema, o no sabemos cómo avanzar. Así que preguntémonos: ¿por qué no lo hemos logrado antes? ¿Qué ha hecho fallar los anteriores intentos de dormir mejor? ¿Con qué elementos, factores o ayudas contamos ahora que antes no teníamos? ¿Cuáles son y eran nuestros pensamientos limitantes? ¿Por qué ahora sí lo vamos a conseguir? Piensa en qué razones y motivaciones tienes ahora para conseguir tu objetivo y recuérdalas siempre.

El caso de Cristina

La importancia de los objetivos claros queda patente en el caso de Cristina, una mujer de cuarenta y cinco años, casada y con dos hijos, profesora en un instituto. Cristina empezó a ir a terapia porque tenía la sensación de que no dormía lo suficiente desde hacía varios años. Refería que se despertaba por las noches y le costaba volver a conciliar el sueño. Lo que más le preocupaba era no levantarse descansada y no poder estar atenta (despierta) en el trabajo. Llegaba a la noche muy cansada, pero era cuando se ponía a corregir exámenes, una vez que sus hijos se habían acostado, y muchas veces se quedaba dormida corrigiendo. Cristina registró su sueño en un diario durante dos semanas. Anotó que se dormía sobre las once de la noche y se levantaba a las seis y media. Cuatro días a la semana se despertaba durante la noche y podía estar hasta una hora dando vueltas en la cama; otras noches se despertaba en varias ocasiones pero volvía a dormirse enseguida. Alguna vez se tomaba una pastilla en plena noche, después de mucho rato sin poder volver a dormirse, pero al día siguiente le quedaba una sensación de resaca y aún se sentía peor. El fin de semana se levantaba a las ocho y media aunque también se acostaba a las once, y se despertaba alguna noche, aunque menos. Vimos que Cristina dormía entre seis horas y media y siete horas, pero con despertares la mayoría de las noches, sobre todo entre semana, con lo cual le parecía que no había descansado lo suficiente. En estas circunstancias, el objetivo que se propuso Cristina no fue aumentar las horas de sueño nocturno sino reducir el tiempo que estaba desvelada en los despertares nocturnos, y así lograr un sueño más reparador y la sensación de haber descansado bien. Con ello aumentaría la calidad del sueño y el bienestar físico dos puntos y eliminaría la medicación durante la noche. Se propuso conseguirlo en tres semanas. Cambió sus hábitos de trabajo (la hora de corregir exámenes y preparar las clases) y estableció mejores rutinas para ella y su familia. Además, afrontó sus pensamientos limitantes, que eran del tipo: «Es normal despertarme algunas veces por la noche a mi edad», o «No soy capaz de dormir tres noches seguidas sin despertarme si no tomo pastillas». Conocer bien qué es el sueño y lo que se considera normal según su edad también le ayudó a cambiar su mentalidad.

TERCERA PARTE

Actuar para cambiar el sueño

Controlar las noches

La mayoría de las personas tenemos una rutina para dormirnos. Leer, mirar la televisión o consultar el móvil son algunas de las más frecuentes, pero hay otras muy particulares, como tener la radio encendida debajo de la almohada durante toda la noche y si alguien intenta apagarla, gritar: «¿No ves que la estoy escuchando?». Algo parecido hacen los que recurren a ver la tele para quedarse dormidos: se despiertan al instante si les quitan el mando y apagan el aparato. ¿Y quién no se ha dormido con el móvil en la mano? A muchos entonces se les ha caído el teléfono en la cara. Pequeños accidentes domésticos que cada vez son más habituales.

Antes empezar a desglosar las claves que nos ayudarán a mejorar las noches debemos analizar cuáles son nuestras rutinas nocturnas, las actividades que realizamos desde que terminamos de cenar hasta el momento en que nos dormimos. Es muy importante hacer esta reflexión, ya que sucede a menudo que, cuando nos ofrecen las pautas que tenemos que seguir, como suelen ser bastante coherentes, pensamos que ya lo estamos haciendo bien. En realidad, nos estamos autoengañando, lo cual es normal y no debe preocuparnos, pues se trata de un mecanismo de defensa humano que nos ayuda a protegernos psicológicamente. Sea como sea, debemos tener claro que no es lo mismo saber qué hay que hacer y hacerlo. Solo quienes aplican el método además de conocerlo acaban consiguiendo sus objetivos. No basta con leer este libro para dormir bien; es más, de nada servirá leerlo si no ponemos en práctica lo que recomienda, aunque cueste. Algunos ejercicios son más fáciles de realizar que otros, y además la pereza, las excusas, los miedos y la indeterminación desempeñarán su papel durante el camino. Pero estamos a un paso de mejorar, si superamos estos obstáculos nos sentiremos reforzados y disfrutando de muchos cambios positivos no solo en el sueño, sino también en nuestra vida.

Así que confiemos en nuestras posibilidades y en nuestro poder de cambio y no nos dejemos vencer. Busquemos aquellos cinco elementos o factores que nos motivaron a mejorar el sueño y leámoslos de nuevo. Y pensemos después las razones que tenemos para vencer la pereza y la tentación de procrastinar. Igualmente, debemos recordar que la impaciencia y las prisas no son buenas compañeras del descanso reparador.

Empecemos analizando nuestras noches y después seremos más conscientes de qué rutinas debemos cambiar o qué acciones debemos realizar.

Averigüemos en primer lugar cuál es nuestra rutina de sueño. Recordemos detenidamente qué hacemos desde que acabamos de cenar hasta que nos metemos en la cama. Nos relajamos en el sofá, miramos la tele o el móvil, leemos, acostamos a nuestros hijos, terminamos las tareas domésticas (poner la lavadora o el lavaplatos…), rematamos un asunto del trabajo en el ordenador, leemos y contestamos el correo electrónico, hablamos por teléfono con amigos o familiares…

Ahora repasemos lo que hacemos si no podemos dormir. Algunas personas se quedan en la cama intentando conciliar el sueño, quietas y sin moverse, respirando profundamente, y así descansan el cuerpo. Si no se duermen empiezan a preocuparse y a sufrir ansiedad, pensando en el día siguiente e imaginando lo mal que estarán. Se levantan de la cama y aprovechan para hacer tareas o trabajo. Otras se ponen más nerviosas, dan vueltas y vueltas en la cama, miran el despertador, calculan el tiempo que falta para que suene, se levantan, van a la cocina, se tumban en el sofá o se ponen a hacer cualquier actividad.

Si has rellenado tu diario del sueño puedes consultarlo para contestar las siguientes preguntas:

- ¿Sueles acostarte y levantarte a la misma hora? (Con un margen de 30 minutos).
- ¿A qué hora te acuestas? ¿A qué hora sueles dormirte?
- ¿A qué hora te despiertas por la mañana? ¿A qué hora te levantas de la cama?

- ¿Cuánto tiempo estás despierto en la cama (antes de dormirte y cuando te despiertas por la noche)?
- ¿Cuántas horas duermes, de media, entre semana y el fin de semana? ¿Cuánto tiempo estás en la cama?

El caso de Carla

Carla es una chica de treinta y siete años. Está en paro. Tenía un buen trabajo, pero se tomó unos meses de «descanso» porque no estaba satisfecha con su desarrollo laboral y quería tener tiempo para pensar qué le gustaría hacer en el futuro. Podía permitírselo, ya que contaba con unos ahorros. No tiene hijos y hace unos dos meses rompió con su pareja. La separación la dejó un poco tocada y por eso decidió hacer un cambio en su vida. Llevaba una temporada algo decaída por esa ruptura sentimental, pues había puesto muchas expectativas en esa relación. Le parecía que se estaba haciendo mayor y que su deseo de ser madre se iba frustrando poco a poco.

Llevaba también varios meses sin descansar bien, sabía que a causa de la situación por la que estaba pasando. Como estaba sola, no tenía unas rutinas ni unos horarios fijos. Dependía de sus actividades, las clases del gimnasio y de si quedaba con alguien para tomar algo. Cenaba, se acostaba y se levantaba a distintas horas tanto entre semana como el fin de semana. Solía salir con amigas porque no quería estar sola, y entonces tomaba un poco de alcohol tanto en la cena como después de cenar. Esas noches se dormía más rápido al acostarse, pero en realidad no descansaba bien. Otras noches, si no quedaba con nadie, se iba a la cama pronto, sobre las once, cogía el portátil o la tableta y miraba alguna serie o película en la cama. Algunas noches enlazaba varios capítulos de alguna serie y no se quedaba dormida hasta las dos o las tres de la madrugada. No le importaba, porque como al día siguiente no tenía que ir a trabajar no le hacía falta madrugar. La verdad es que se pasaba casi toda la mañana en la cama. Se despertaba y leía el correo y miraba las redes sociales en la cama con el móvil. Luego se levantaba, iba a la cocina a comer algo y se tumbaba otra vez en el sofá. Algunas veces, incluso podía echar otra cabezadita en el sofá antes o después de comer.

Emocionalmente, Carla no estaba pasando un buen momento. La ruptura había provocado una alteración en su estado de ánimo y a la vez en su sueño. Estaba claro que ese podía ser el factor desencadenante de sus problemas para dormir, pero la verdadera causa estribaba en la serie de hábitos incorrectos que estaba introduciendo en sus noches como alternativas para sobrellevar esa situación tan desagradable.

La mayoría de las personas repetimos noche tras noche ciertos rituales automáticos que informan de manera clara al cerebro de que se acerca el momento de acostarnos y que por lo tanto tiene que empezar a relajarse. Recoger la mesa, ir al baño, lavarnos los dientes, leer un cuento a nuestros hijos... Esas rutinas previas al sueño son muy beneficiosas, repetir siempre lo mismo más o menos a la misma hora y en los mismos lugares ayuda al cerebro a facilitar la entrada en el sueño. Si hacemos lo contrario, como Carla, si en vez de seguir unas rutinas fijas adoptamos hábitos incorrectos, lo que conseguiremos será no solo empeorar el problema de sueño, sino mantenerlo durante el tiempo.

Cuando dormimos bien, al acabar de cenar, realizar nuestras rutinas y entrar en nuestra habitación, nuestro cerebro relaciona el entorno y la cama con el momento de dormir. Nos tumbamos y apagamos la luz, y al poco tiempo el sueño aparece en nosotros. No ha pasado ni un minuto cuando el despertador suena y nos despertamos a la mañana siguiente. Nos levantamos descansados y salimos de nuestra habitación preparados para afrontar un nuevo día.

Así debería ser tener un sueño saludable.

En cambio, cuando no dormimos bien adoptamos conductas en momentos cercanos a la hora de acostarnos, en nuestra cama o en nuestra habitación, que no son propias del sueño y el descanso. Eso despista al cerebro, que ya no sabe cuándo ni dónde debe dormir. Le estamos enviando señales incorrectas.

El caso de Carlos

Carlos, de cincuenta y siete años, era un empresario que llegaba a la noche muy cansado. Tenía una gran responsabilidad en la empresa y era una persona muy cumplidora y exigente consigo misma. No le costaba nada quedarse dormido; es más, muchas veces un segundo después de sentarse en el sofá, sin tiempo siquiera de ver qué ponían en la tele, ya estaba durmiendo. Sin embargo, cuando su mujer lo despertaba para que fuera a la cama, se acostaba y entonces le era imposible conciliar el sueño, no conseguía relajarse y dormir. Se ponía nervioso y miraba el reloj sin parar. Finalmente tenía que levantarse, volver al sofá y encender la tele, y al cabo de unos minutos volvía a estar dormido. Ver la televisión en el sofá era su mejor somnífero.

El cerebro de Carlos había asociado el sofá con la desconexión; ahí era donde se sentía relajado y sin la exigencia de dormir. En cambio, la cama se había convertido en el lugar donde se preocupaba por el sueño y se estresaba, pendiente de la hora; en resumen, en la cama se mantenía alerta. Su cerebro había perdido la contingencia de los estímulos: relacionaba el sofá con el sueño, y la cama con la activación.

Debía modificar esta pauta en su cerebro. Tenía que volver a enseñarle al cerebro que el sofá era un lugar donde debía estar despierto, mientras que la habitación, y en concreto la cama, era el lugar para relajarse y dormir.

A muchos nos sucede algo parecido a lo que le ocurría a Carlos y en la cama, en vez de relajarnos, sentimos preocupación, ansiedad o activación.

MEJORA LA RELACIÓN DE TU CAMA CON TU SUEÑO

Paso 1

Solo se duerme en la cama y en la cama solo se duerme. Esta es la clave para volver a asociar en nuestro cerebro la cama (y su entorno) al sueño. Con este fin no dormiremos en otro lugar que no sea la cama, y no utilizaremos la cama para otra cosa que no sea dormir (y practicar el sexo), por lo tanto evitaremos realizar actividades en la cama como leer, ver la televisión, mirar el móvil, trabajar, contestar el correo electrónico, programar el día siguiente, etcétera.

Estas actividades las llevaremos a cabo fuera del dormitorio, y las que requieren una gran concentración, las terminaremos un par de horas antes de acostarnos. Si estando en la cama se nos ocurren cosas que debemos realizar al día siguiente, o cosas importantes que no nos conviene olvidar, nos encargaremos de apuntarlas en una libreta, así nos las quitaremos de la cabeza.

La única actividad que podemos realizar en la cama antes de dormirnos es leer un libro de papel, siempre y cuando nos sirva para relajarnos y únicamente durante unos 20 o 25 minutos. Si una novela nos engancha, nos tiene en vilo y no podemos dejar de leer, no es un buen libro para la cama; será mejor dejarlo para después de cenar y leerlo descansando en el sofá.

En el caso del sexo, si cuando acabamos la actividad sexual nos sentimos relajados podemos quedarnos en la cama y esperar a que venga el sueño. Si, por el contrario, estamos muy activados mental o físicamente, es más conveniente levantarse e ir al salón o a otra habitación tranquila y oscura mientras nos va entrando el sueño. Una vez relajados volveremos a la cama.

Es recomendable establecer unas rutinas previas al sueño y repetirlas diariamente. En el próximo capítulo hablaremos de los hábitos diurnos y de qué se puede y qué no se puede hacer las horas o momentos antes de acostarse.

El sueño tiene que prepararse.

Paso 2

Para evitar estar activos en la cama mientras no os viene el sueño, lo mejor es no acostarse hasta que no tengamos sueño.

El sueño aparece cuando los dos procesos reguladores, el homeostático y el circadiano, lo propician. Por lo tanto, existe un momento idóneo para ir a la cama, y es aquel en el que confluyen ambos procesos. Solo hace falta estar atentos a las señales internas y no dejarlo pasar. De lo contrario forzamos la vigilia, y cuando queramos dormirnos nos costará mucho más conciliar el sueño.

Es lo que llamamos la «puerta del sueño». Recordemos que solo está abierta un tiempo determinado para facilitarnos la conciliación del sueño, así que no debemos permitir que se cierre. En cuanto notemos somnolencia delante del televisor o mientras leemos, lo mejor es irse a la cama antes de que el cerebro se reactive.

A muchas personas les parece que nunca tienen sueño. ¿Qué pueden hacer entonces? ¿Pasar la noche en el sofá? No, es preciso enseñarle al cerebro que es hora de dormir, y por lo tanto tendremos que autoimponernos el dejarnos llevar por el sueño, no resistirnos a él cuando asome la cabeza.

Paso 3

Los expertos en sueño a menudo aconsejamos seguir unos horarios regulares respecto al sueño. A la mayoría de las personas insomnes les resulta muy complicado. Se preguntan cómo pueden conseguir que el sueño les entre más o menos cada día a una hora determinada. La respuesta es sencilla: despertándose siempre a la misma hora.

Nos es muy difícil presionar al sueño para que aparezca en el momento deseado, veremos que es casi imposible, pues cuanto más forzamos el sueño, cuanto más queremos que venga, menos aparece. Por consiguiente, no debemos centrarnos en el momento de acostarnos sino en el momento del despertar.

El sueño empieza a fabricarse por la mañana, en cuanto abrimos los ojos. Como ya hemos visto, el cerebro necesita estar despierto entre dieciséis y dieciocho horas para que aparezca el sueño. Necesita que lleguemos a la noche con sueño, que sintamos presión de sueño. Establecer una hora regular para despertarnos nos ayudará a que nos entre sueño también a la misma hora.

Si no tenemos un horario laboral fijo o una obligación matutina, como era el caso de Carla, debemos intentar fijar una hora de levantarnos que podamos mantener la mayoría de los días; los demás días podemos darnos un margen de 30 minutos de diferencia. Los fines de semana tendríamos que intentar no desplazar la hora de levantarnos más de 60 minutos, que son suficientes para evitar los efectos del retraso de fase social, es decir, de acostarnos más tarde.

Pase lo que pase la noche anterior,
levántate siempre a la misma hora.

Muchas veces intentamos compensar una mala noche alargando el sueño por la mañana porque es cuando por fin estamos descansando bien, pero esta costumbre es un arma de doble filo y conviene evitarla. Un buen modo de hacerlo es ponerse una obligación por la mañana que nos ayude a salir de la cama. Si esta obligación es placentera, mejor que mejor. También podemos poner el despertador fuera de la habitación y así nos forzaremos a levantarnos para pararlo. La probabilidad de que volvamos a dormirnos se verá reducida. Y, en cualquier caso, nunca activemos la función de repetición del despertador. Levantarse a la primera es absolutamente esencial.

Paso 4

Si la cama solo debemos utilizarla para dormir, permaneceremos en ella únicamente mientras dormimos. Por lo tanto, hemos de reducir el tiempo que pasamos acostados. Cuanto menos estemos en la cama mejor.

Uno de los primeros síntomas que aparecen cuando se duerme mal es la fatiga física durante el día. El cansancio hace que estemos en reposo siempre que podamos, de modo que tendemos al sedentarismo. Se aumenta el tiempo pasado en la cama, aunque no se duerma, con la idea de que, al menos, así se descansa; se alargan las siestas diurnas o los descansos diurnos en el sofá con alguna cabezadita, y se disminuye el tiempo que se dedica a hacer deporte porque el cuerpo no está en las condiciones necesarias y no apetece cansarse cuando ya se está cansado.

Estas conductas, lejos de mejorar el insomnio, no hacen sino agravar el problema y dificultar todavía más el descanso nocturno. ¿Por qué? En primer lugar porque se duerme, aunque sea poco, durante el día, lo cual evita llegar al momento de acostarse con sueño acumulado. En segundo lugar porque generalmente este sueño diurno se echa en algún lugar que no es la cama.

Las únicas horas que podemos estar en la cama son aquellas en que estamos durmiendo de verdad, así que revisemos nuestro diario del sueño y miremos cuántas horas hemos anotado que dormimos. Si son más de seis, ya sabemos cuántas horas podemos permanecer en la cama. Ni una más.

Al darle menos tiempo a nuestro sueño para que aparezca, se concentrará en las pocas horas que le ofrecemos. Este ejercicio es muy efectivo sobre todo cuando tenemos despertares durante la noche.

Es importante sobre todo para aquellas personas que tienen la sensación de pasar la noche en duermevela. Si nos levantamos y vamos al sofá seremos más conscientes del tiempo que pasamos despiertos y del tiempo que pasamos dormidos, ya que los dos estados se distinguirán por el lugar donde se producen. Estaremos despiertos en el sofá y estaremos dormidos en la cama.

¿Y cómo sabremos qué horas podemos pasar en la cama? Estableciendo la ventana de sueño. Ahora que sabemos las horas que podemos estar en la cama, debemos establecer en qué periodo de tiempo lo haremos. El periodo de tiempo que podemos estar en la cama se delimita marcando en primer lugar la hora a la que debemos levantarnos y restándole las horas que podemos estar en la cama. Con esta operación sabremos a qué hora tenemos que acostarnos.

ESTABLECE TU VENTANA DE SUEÑO

Restricción de cama
VENTANA DE SUEÑO

Horas de sueño actuales ☐ = ☐ Horas de sueño en cama

¿Y si al meterme en la cama aún no tengo sueño? ¿Y si me despierto a media noche?

Si no duermes... ¡sal de la cama!

Cuando estamos en la cama intentando dormir y el sueño no aparece es probable que comencemos a sentirnos incómodos, pensando que deberíamos estar durmiendo, que las horas pasan y que cada vez queda menos tiempo para dormir, y que si no descansamos lo suficiente no estaremos bien al día siguiente... Todos estos pensamientos hacen que nos pongamos todavía más nerviosos, que queramos forzar el sueño y que nuestro cerebro no pueda relajarse, y por lo tanto nos cueste todavía más dormir.

Si este proceso se repite, lo que suele ocurrir es que acabamos vinculando esta serie de pensamientos negativos a los elementos asociados al sueño, es decir, la cama, la habitación, etcétera. Por consiguiente, es preciso salir de la cama y de la habitación en cuanto veamos que empezamos a ponernos nerviosos, ya que el cerebro «aprende» a fuerza de repetición y establece hábitos. Si habitualmente en la cama nos ponemos nerviosos y nos activamos, el cerebro lo aprenderá y se activará cuando nos acostemos, y el sueño no aparecerá. Es el típico caso de las personas que dicen que en el sofá se relajan y se quedan dormidos pero que en la cama se les ponen unos ojos como platos.

Han asociado la ansiedad a la cama y la relajación (o desconexión) al sofá. Debemos romper esa asociación. Prueba el siguiente ejercicio. Acuéstate a la hora establecida en la ventana de sueño. Si en 10 o 15 minutos no te has dormido, levántate y vete a otra habitación a realizar técnicas de relajación o simplemente ejercicios de respiración consciente en un sillón o butaca cómoda hasta que sientas somnolencia. Entonces vuelve a la cama para intentar dormir de nuevo. Si en el sillón no te entra el sueño, espera entre 15 y 20 minutos y luego métete en la cama. Repite la misma secuencia tantas veces como sea necesario hasta que consigas dormirte. Y aplica esta estrategia también en caso de que te despiertes en plena noche.

Los despertares en plena noche acostumbran a ser de dos tipos diferentes: aquellos en los que sabemos que si nos quedamos un ratito en la cama respirando lentamente nos volveremos a dormir, y aquellos de signo contrario, en que nada más despertarnos nos damos cuenta de que nos será muy difícil conciliar el sueño de nuevo. En el primer caso podemos esperar unos 20 minutos acostados hasta dormirnos. Si pasado este tiempo seguimos despiertos y nos ponemos nerviosos, debemos levantarnos. En un despertar del segundo tipo es preciso abandonar la cama de inmediato e ir al sofá. Lo mismo haremos si nos despertamos para ir al baño o si nos despierta nuestro hijo o el camión de la basura.

Con todo, es importante tener en cuenta que no podemos pasar la noche en el sofá o el sillón, sino que debemos ir metiéndonos en la cama —cada 20 minutos aproximadamente— para recordarle al cerebro que es hora de dormir.

Aun así, volveremos a levantarnos para no permanecer despiertos en la cama en cuanto notemos nerviosismo y empecemos a dar vueltas. No es buena idea quedarnos acostados porque al menos así descansamos, pues el descanso ha de ser en el sillón. Pero solo el descanso: intentemos por todos los medios no dormir en el sofá o en el sillón.

Paso 6

Olvídate del reloj. No mires la hora en ningún
momento de la noche.

No mirar el reloj durante la noche es clave para mejorar el sueño, pero la mayoría de las personas que sufren insomnio tienen unos grandes despertadores en los que es fácil ver la hora sin incorporarse, a veces incluso tienen uno de esos que proyectan la hora en el techo.

Una persona que duerme bien, cuando se despierta a media noche —recordemos que todos tenemos pequeños despertares—, mira el reloj y ve que son las tres de la madrugada, piensa: «Qué bien, son las tres, me quedan todavía cuatro horas para dormir». Y con esta sensación tan buena se da la vuelta, se acurruca y se vuelve a dormir enseguida. En cambio, quien suele dormir mal, se despierta a las tres de la madrugada, mira el reloj y piensa: «¡Dios mío, solo son las tres! Aún me faltan cuatro horas para levantarme». Este pensamiento hace que su cuerpo se tense y su cerebro empiece a contar las horas que ha dormido y las que le esperan sin dormir, y a pensar en lo mal que estará al día siguiente si se desvela. Es decir, su cerebro se activa y eso, a su vez, hace más difícil que vuelva a conciliar el sueño.

¿Es necesario saber qué hora es cuando nos despertamos por la noche? La respuesta es un no rotundo.

Por la noche no tenemos nada que hacer a ninguna hora concreta. La única hora importante para nosotros es la de levantarnos, por lo que antes de acostarnos debemos poner el reloj despertador a la hora determinada y si nos despertamos sin que haya sonado, quedarnos en la cama o salir de ella en función del tipo de despertar, tal como se explica en el paso 5. Eso evitará que el cerebro se active y que la ansiedad se dispare. Igualmente ocurre cuando estamos en la cama y el sueño tarda en llegar: el hecho de mirar la hora cada cinco minutos no ayudará a que el sueño venga más rápido, sino que hará justo lo contrario.

Paso 7

Aunque sintamos cansancio o fatiga durante el día no deberíamos echarnos siestas largas. Los estudios demuestran que la siesta es buena siempre que no dure más de 15 o 20 minutos, que es el tiempo necesario para pasar del sueño superficial al sueño profundo. Si la siesta se alarga, entramos en el sueño profundo y nos cuesta más despertarnos, y luego nos sentimos como resacosos. Además, el tiempo de más que dormimos en la siesta es tiempo de sueño que le quitamos al sueño nocturno. Recuerda que dormir de día es contraproducente porque debilita la presión de sueño, necesaria para que este aparezca en el momento adecuado.

Las personas insomnes no suelen tener sueño durante el día, ya que están en un estado de activación cortical (estado de alerta) que dura veinticuatro horas. Manifiestan que les es muy difícil también dormirse en la siesta.

Después de comer, lo mejor es no intentar forzar el sueño, sino quedarnos tranquilos, sin hacer nada, unos 15 o 20 minutos en el sillón o el sofá. Si el sueño aparece romperá este estado continuo de alerta, nos relajará y nos ayudará a llegar en buenas condiciones al momento del sueño nocturno.

Las paradas durante el día son muy beneficiosas. Una jornada llena de actividades y sin un minuto de descanso lleva al cuerpo y a la mente a hiperactivarse, y entonces por la noche es muy difícil parar y desconectar el cerebro.

De todos modos, es conveniente respetar ciertos límites al echarse la siesta. Así, únicamente se permite la siesta entre la una y las tres de la tarde (antes o después de comer). No es nada buena pasadas las cuatro, ya que va en contra del ritmo circadiano y no ayuda a acumular presión de sueño al llegar la noche. Tampoco debe alargarse más de 15 o 20 minutos; para evitarlo, se puede programar una alarma para que suene a los 20 minutos de tumbarnos. Es importante asimismo hacerlo de forma habitual y más o menos sobre la misma hora, mejor fuera de la cama y con un poco de luz natural.

> Quítate la presión de dormir la siesta.
> Si te la echas bien; si no, también.

Como hemos visto a través de estos siete pasos para mejorar el sueño, es fundamental que controlemos nuestras noches y que no sean ellas las que nos controlen a nosotros. Muchas veces tenemos la sensación de que cada noche es distinta y de que nunca sabemos cómo se desarrollará. Acabamos temiendo las noches porque lo que no conocemos, lo que no controlamos, generalmente nos da miedo.

Debemos volver a poner orden en nuestras noches. Así, el miedo a no dormir irá disminuyendo poco a poco, porque iremos notando pequeñas mejoras y nuestras noches serán cada vez más parecidas las unas a las otras.

Sincronizar los ritmos

El caso de Ricardo

En el instituto, Ricardo no era muy buen estudiante. Aunque era un chico simpático y con grandes habilidades sociales, había momentos del día en que tenía un humor de perros. Lo cierto era que no se despertaba de buen talante, pero se iba animando a medida que pasaba la mañana. Cuando llegaba la tarde, según decía, era cuando mejor se encontraba. Le gustaba quedar con los amigos y salir de fiesta, y no solía acostarse antes de las tres de la madrugada. Entre semana la televisión era su compañera de noche y se dormía tarde. Levantarse por la mañana era un gran suplicio para él; su madre se enfadaba y le decía que así era imposible que le fueran bien los estudios, que era un vago. Por la mañana, en clase, su capacidad para escuchar y concentrarse era nula.

En la universidad tuvo la oportunidad de escoger el horario de tarde y gracias a esto su rendimiento mejoró muchísimo. Podía levantarse tarde por la mañana y estudiar hasta la madrugada, ya que era entonces cuando se encontraba más activo, más concentrado y con más motivación para estudiar. Acabó la carrera de Informática y entró a trabajar en una empresa donde también pudo escoger el turno de trabajo. El de tarde, por supuesto.

Unos son alondras; otros, búhos. Sabemos que las personas tienen distintos cronotipos. Es decir, hay personas que están muy activas a primera hora de la mañana pero deben irse pronto a la cama porque no aguantan más allá de las diez. Son las llamadas «alondras». Los búhos, en cambio, son aquellas personas cuyo cerebro se empieza a activar por la tarde y no sienten somnolencia hasta pasada la medianoche.

Es bueno averiguar qué cronotipo nos define mejor. Eso nos ayudará a saber cuándo debemos realizar las distintas actividades del día, como comer, dormir o trabajar.

DE RELOJES Y DE RITMOS

En la primera parte del libro hemos explicado qué es el ritmo circadiano y lo importante que resulta tenerlo ajustado, puesto que es el encargado de decirle al cerebro a qué hora debe empezar a dormir y a qué hora debe despertarse. Si esta especie de reloj no está puesto en hora, si está desajustado, por mucho que nos esforcemos en seguir todos los pasos y adoptar unas buenas rutinas, el sueño seguirá sin aparecer en el momento adecuado. Nuestro reloj no le mandará al cerebro la señal de que debe dormirse y no lograremos conciliar el sueño, ya que no tendremos el cuerpo fisiológicamente preparado para ello.

Porque ese reloj es el encargado también de poner en hora los otros muchos relojes que tenemos en distintos sistemas del cuerpo y que dirigen ciertos ritmos que intervienen en el sueño. De estos ritmos, el principal es el ritmo vigilia-sueño, pero también desempeñan una función importante el ritmo del cortisol —el de la hormona del estrés—, el de la temperatura corporal o el de la melatonina, entre otros.

OTROS RITMOS DE NUESTRO CUERPO QUE INFLUYEN EN EL SUEÑO

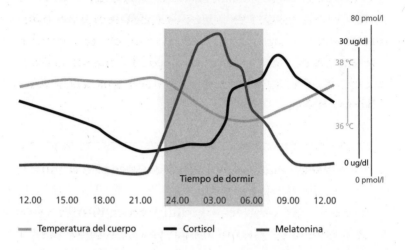

Fuente: Hickie, I. B., Naishmith, S. L., Robillard, R. *et al.* (2013), «Manipulating the sleep-wakecycle and circadian rhythms to improve clinical management of major depression», *BMC Med* 11, 79.

Estos ritmos influyen en el descanso y deben estar «en orden» para que entremos en el sueño con facilidad. Por ejemplo, dormir en una habitación demasiado calurosa puede perjudicar el inicio del sueño, por eso nos cuesta más dormir con el calor del verano.

Esto ocurre porque para que podamos empezar a dormir nuestra temperatura corporal debe disminuir. Solo así se iniciará la segregación de melatonina y podremos conciliar el sueño. Prestamos poca atención a la temperatura corporal, a pesar de que es uno de los factores que tienen un papel relevante a la hora de determinar la facilidad con la que nos dormiremos por la noche y la calidad de nuestro sueño.

Igualmente sucede con el ritmo del cortisol, que regula el estrés. El estrés y la ansiedad influyen decisivamente en los problemas de sueño, por eso hablaremos de forma más extensa sobre el ritmo del cortisol en los capítulos que explican cómo afecta la ansiedad a nuestra vida y nuestro sueño y cómo podemos reducirla para descansar y dormir mejor.

Conductas que pueden ayudar a alinear los ritmos

Existen ciertos ritmos que influyen en el sueño y que debemos tener en cuenta, ya que según cómo los alteremos pueden perjudicar el descanso. Igualmente existen ciertas conductas capaces de mejorar estos ritmos y de mejorar al mismo tiempo nuestro sueño. El sueño es el resultado del trabajo conjunto de ciertas estructuras cerebrales, hormonas y neurotransmisores que también tienen un papel importante a la hora de «organizar» nuestro sueño y nuestra vigilia.

Y SE HIZO LA LUZ

La luz es el más importante sincronizador del ritmo vigilia-sueño. La luz del sol informa en todo momento a nuestro cerebro de qué hora es y, en consecuencia, qué actividades debe hacer nuestro cuerpo. En función de la luz del sol, el cerebro rige tanto las actividades corporales internas, por ejemplo, prepararse para activar los músculos o para relajar la mente, como las externas, por ejemplo, levantarnos de la cama o ir a la mesa a comer. Mientras que la luz diurna mantiene el cerebro en alerta y ayuda a liberar hormonas como la dopamina o el cortisol, la oscuridad es necesaria para que se segregue la melatonina, que es la sustancia que regula el sueño.

El *dim light melatonin onset* (DLMO, o Inicio de la secreción de melatonina en luz tenue) es el momento en que, con una luz tenue, los niveles de melatonina empiezan a aumentar. Esto suele ocurrir dos horas antes de que se inicie el sueño. La melatonina es la llamada «hormona de la oscuridad», ya que necesita oscuridad para aumentar sus niveles plasmáticos. Por lo tanto, es muy importante que nos mantengamos a oscuras cuando queremos conciliar el sueño y durante toda la noche. Asimismo, la secreción de melatonina está relacionada con la temperatura corporal, de tal forma que el pico de melatonina es simultáneo al valle de la temperatura corporal, momento que coincide con la máxima fatiga y la mínima alerta.

Los diferentes colores de la luz tienen funciones específicas en el cerebro y afectan de forma distinta al sueño. La luz natural contribuye a que nuestros ritmos estén más alineados entre ellos y gocemos de mayor salud. Nuestros bisabuelos lo sabían bien, trabajaban de sol a sol y volvían a sus hogares cuando anochecía. La luz con que iluminaban sus casas era la del candil, que era luz cálida.

¿Qué pasa ahora con la gran cantidad de luz artificial que brilla a nuestro alrededor? Los estudios demuestran que la luz azul (la que emiten las pantallas de los dispositivos electrónicos y que va directamente a nuestra retina) inhibe la segregación de melatonina, lo cual dificulta la inducción del sueño. Por el contrario, la luz cálida (naranja o roja, y de bajo brillo) es la más adecuada durante las horas anteriores al sueño, ya que ayuda a prepararlo.

La intensidad de la luz, el momento
en el que se recibe o el espectro luminoso de
la misma son tres de las características más
importantes en lo que al sueño se refiere.

Juan Antonio Madrid,
catedrático de Fisiología, director del Laboratorio
de Cronobiología en Universidad de Murcia

El «organizador» más importante es la luz, pero existen otros como la temperatura, el ejercicio y la ingesta de comida. Seguir unas rutinas regulares en las actividades relacionadas con estos factores favorece que el ritmo circadiano funcione de una forma más adecuada.

El caso de Maurizio Montalbini

Maurizio Montalbini tiene el récord de reclusión voluntaria sin disponer de ningún tipo de referencia temporal. Montalbini se recluyó en una cueva durante 366 días, en los que se confirmó que el ritmo circadiano, de 24 horas, puede ajustarse y extenderse hasta ocupar 48 horas en ausencia total de organizadores externos, principalmente la luz.

Veamos ahora qué pasos es preciso seguir para mejorar nuestra interacción con la luz y su influencia en nuestro ritmo circadiano y nuestro sueño.

Paso 1

Cada tipo de luz tiene un efecto en las personas, así que debemos distribuir de forma adecuada las distintas luces dentro de nuestro hogar.

Si alguna vez has visitado un *spa* seguramente te ha impresionado la sensación de tranquilidad y serenidad que se respira nada más entrar. El secreto de esa calma son en gran parte las luces cálidas y de baja intensidad con que se iluminan las salas. Los locales donde se practica yoga y se realizan sesiones de relajación también suelen estar ambientados con luces cálidas. En cambio, los lugares de trabajo donde se requiere una activación mental mantenida y una gran capacidad de concentración suelen iluminarse con fluorescentes o luces de led blancas de gran intensidad lumínica.

Cada tipo de luz cumple una función.

Hoy sabemos que mientras que las luces cálidas nos relajan, las frías o azules nos mantienen activos y en alerta. La luz del sol es inteligente, por así decirlo, y emite distintos espectros de color en cada momento del día. El atardecer con el cielo de color naranja, además de ser un espectáculo precioso, resulta imprescindible para informar al cerebro de que pronto se hará de noche y por lo tanto debe empezar a relajarse. Cuando llegue la oscuridad, el cerebro sabrá que es hora de iniciar la segregación de melatonina.

Así que utilicemos este conocimiento para ayudarnos de la luz y sincronizar mejor nuestro ritmo de melatonina. Para ello es conveniente iluminar las habitaciones de nuestro hogar según la función que desempeñan: los espacios donde se estudia, trabaja o come durante el día deben estar iluminados con luz de frecuencias cortas (blanca e intensa), mientras que en las estancias de noche, como los dormitorios, se recomienda que predomine la luz cálida. Mientras realizamos la rutina nocturna antes de acostarnos sería bueno que en el baño y el salón también hubiera luces cálidas. Al levantarnos de noche para ir al baño, lo mejor es encender una luz tenue y cálida, y olvidarnos de mirar el móvil.

Paso 2

Empieza el día, avisa a tu cerebro. Por la mañana, en el momento de levantarte, exponte a la luz del sol.

El sueño empieza a fabricarse justo cuando nos despertamos por la mañana. Entonces comienza la cuenta atrás para el momento en que la melatonina y el sueño vuelvan a aparecer. Al despertarnos debemos informar al cerebro de que ha empezado nuestra jornada.

La luz del día ayuda a sincronizar el ritmo vigilia-sueño. Los rayos ultravioleta que emite el sol durante las horas de vigilia nos hacen estar más activos y despiertos. El hecho de tomar el sol al despertarnos le da la información necesaria al cerebro para que empiece su día y vaya preparando también su noche. Además, la luz del sol es esencial para la salud. Tomar el sol con moderación y de forma segura es muy beneficioso para la salud. No existe una mejor fuente de vitamina D que el sol. La vitamina D es vital para mineralizar los huesos y los dientes y para reforzar las defensas que sirven para luchar contra las infecciones.

Otros beneficios del sol son la mejora de las alteraciones del estado de ánimo (ya que ayuda a aumentar los niveles de serotonina en la sangre), la disminución de los problemas cardiovasculares, la regulación del colesterol, la reducción de la hipertensión arterial y la protección natural ante ciertos cánceres, como el de mama y el de colon. Por lo tanto, aprovechar las ventajas del sol es un estupendo ejercicio de prevención.

No hay una conducta mejor para promover
la salud que exponernos diariamente
a la luz natural.

Para sacar el máximo partido posible de los beneficios del sol y lograr un sueño saludable podemos hacer varias cosas. Lo primero es abrir las ventanas cuando nos despertemos para que entre la luz del sol sin filtrar, y exponernos a ella de quince a veinte minutos diarios. Luego, desayunar cerca de una ventana si tenemos esa posibilidad. Igualmente, cuando el tiempo lo permita, dar un paseo por el barrio, con poca ropa y sin gafas de sol, o ir a trabajar andando. Y por supuesto, para un deportista la mañana siempre es buen momento para realizar ejercicio al aire libre. Cuantas más horas esté el cuerpo expuesto a la luz natural, mucho mejor para él. Recuerda el refrán: «Donde entra el sol no entra el doctor».

Abre las ventanas de tu casa, ventila los distintos espacios y permite que entre la luz del sol a primera hora de la mañana.

ROBIN SHARMA, *Sabiduría cotidiana*

Paso 3

La luz azul es la encargada de mantener la alerta en la mente. Favorece la concentración y bloquea la segregación de la melatonina por parte de la glándula pineal. Y los dispositivos electrónicos emiten básicamente luz azul. Es por ese motivo por lo que se desaconseja usarlos en las dos horas previas al momento de acostarnos. O, si no tenemos más remedio que hacerlo, conviene activar la opción de filtro de la luz azul; de este modo reduciremos su efecto.

La televisión, aunque también emite luz azul, no es tan perjudicial porque la miramos desde una distancia mayor, y su luz no le llega a la retina de forma tan directa. Aun así, cambiar de hábito y durante unos días leer un libro de papel, un libro que nos guste y distraiga, nos ayudará a conciliar el sueño más rápidamente.

Por último, es muy importante dormir sin luz. Apagar la luz de la habitación y asegurarnos de que no entra luz exterior por la ventana evitará que por la mañana, sobre todo en verano, nos despierte la luz del sol antes de la hora deseada. Si no hay manera de impedir que se filtre en el dormitorio la claridad de la calle (luz de las farolas, de la iluminación de Navidad, del cartel de una farmacia...) es aconsejable dormir con antifaz. Al fin y al cabo, la oscuridad es necesaria para empezar a sintetizar melatonina y gozar de un sueño de buena calidad.

¡A COMER!

Como hemos ido viendo a lo largo del libro, para disfrutar de una buena noche de sueño, la glándula pineal tiene que segregar melatonina. Ahora bien, para «elaborar» esta hormona se necesita materia prima, y la materia prima es el triptófano. El triptófano (o 5-HTP) es un aminoácido esencial que no puede fabricar el cuerpo, sino que debe obtenerse del exterior a través de la alimentación. De ahí la importancia de incluir en nuestra dieta cotidiana alimentos que lo contengan.

La insuficiencia de triptófano, imprescindible para la síntesis de melatonina y serotonina, puede llevarnos a padecer trastornos del estado de ánimo o alteraciones de los ciclos del sueño, entre otras dolencias. El normal funcionamiento del sistema nervioso, el sistema cardiovascular, el sistema endocrino, el sistema digestivo o el sistema muscular están condicionados también por la ingesta regular de este nutriente.

A lo largo del día adquirimos triptófano mediante la ingesta de alimentos ricos en este aminoácido, y, gracias a la vitamina B6, el triptófano se convierte en serotonina. Al llegar la noche, y gracias a la oscuridad y al trabajo de las enzimas serotonina-acetil-transferasa y la hidroxi-indol-o-metil transferasa (HIOMT), la serotonina se acaba transformando en melatonina.

5-HTP   Serotonina   Melatonina

La serotonina es una de las cuatro hormonas llamadas «hormonas de la felicidad» (las demás son la dopamina, la oxitocina y la endorfina). Es una sustancia química que produce nuestro cerebro cuya función principal consiste en estabilizar nuestro estado de ánimo (ira, agresividad, ansiedad, felicidad...). Sentirse decaído, triste, apático, sin apetito, con cambios repentinos de humor o irritables puede ser síntoma de que tenemos un nivel de serotonina en el cuerpo demasiado bajo. Otras funciones relevantes de la serotonina en el cerebro son regular el apetito, equilibrar el deseo sexual, intervenir en el filtro de las sensaciones y el pensamiento o controlar la temperatura corporal.

Sin embargo, su labor principal es la de intervenir en la producción de melatonina (la hormona encargada de sincronizar el ritmo vigilia-sueño). Hay que tener en cuenta que para que esto suceda es necesario que el nivel de cortisol esté bajo, es decir, que no estemos expuestos a una ansiedad elevada. Si así fuera, en nuestro cuerpo se producirían «pérdidas de triptófano», de modo que fuera cual fuese la cantidad de triptófano que tomáramos, este se perdería mediante una fuga y nos quedaríamos sin triptófano con el que elaborar serotonina, cuyos niveles disminuirían. Por lo tanto, aumentar los niveles de serotonina y disminuir los de cortisol son condiciones indispensables para poder gozar de una buena calidad de sueño.

Algunas actividades que contribuyen a aumentar los niveles de serotonina son las siguientes:

1. Darse un masaje relajante.
2. Aumentar los niveles de vitamina B, especialmente de B12 y B6 en la población de edad avanzada, y de vitamina D.

3. Tomar más vitamina C. La vitamina C mejora el estado de ánimo, pues tiene propiedades antidepresivas naturales.
4. Tomar más magnesio. Determinados estudios señalan que este elemento químico influye en el equilibrio de la serotonina, ayuda a controlar la presión arterial y regula el sistema nervioso.
5. Tener una mentalidad positiva y una buena actitud ante la vida, pasar más tiempo con los seres queridos, practicar deporte y cultivar las aficiones.
6. Reducir la ingesta de azúcar.
7. Meditar, combatir el estrés y ser más felices.
8. Realizar actividades distintas que motiven y estimulen.
9. Cuidar de uno mismo. No hay nada mejor que dedicar unos minutos cada día al cuidado personal (físico, mental y social) para aumentar el nivel de serotonina en el cerebro.

En el siguiente capítulo encontrarás pautas y recomendaciones para reducir el estrés o la ansiedad durante el día y así conseguir que disminuyan los niveles de cortisol en el cuerpo, algo esencial para descansar mejor por las noches.

Reír durante el día te ayuda
a dormir mejor por las noches.

Lewis Carroll,
Alicia en el País de las Maravillas

Paso 1

Es fundamental llenarnos de energía a primera hora de la mañana: desayunar al levantarnos, alimentarnos bien. El cuerpo humano, como el de todos los demás seres vivos, necesita energía para sobrevivir. Para los seres humanos, la energía se presenta en forma de alimento. Debemos asegurarnos de que nuestro cuerpo empieza el día con energía, así podrá ofrecer lo mejor de él. Nuestro estado de ánimo y bienestar también depende de ello. El desayuno debe aportar al organismo entre el 20 y el 25 % de la energía que precisa durante el día. Es la comida más importante de la jornada, ya que se realiza después del ayuno nocturno y los alimentos que se ingieren en ayunas se asimilan mejor.

Por supuesto, el desayuno debe ser equilibrado y variado a lo largo de los días para que no se generen carencias nutritivas. Los desayunos más saludables son los que contienen cereales integrales, bebidas vegetales, fruta fresca, frutos secos y semillas. Debemos evitar los azúcares refinados y la bollería.

Los estudios prueban además que las personas que desayunan de una forma adecuada tienen un menor riesgo de padecer obesidad. La doctora Molly Bray demostró que la primera ingesta del día determina la eficiencia del organismo para quemar las grasas de los alimentos consumidos durante el resto del día (en la comida y la cena). Por lo tanto debemos comer bien por la mañana si queremos mantenernos más sanos.

Para mejorar esta carga energética es importante levantarse media hora antes de desayunar. Así tenemos tiempo de prepararnos, con calma, un buen desayuno y comerlo poco a poco, tranquilamente, prestándole mucha atención y saboreando los alimentos. Está demostrado que así nos dura más la sensación de saciedad. Para ello conviene también evitar los carbohidratos refinados y de absorción rápida, ya que crean picos de glucemia muy rápidos pero que disminuyen igualmente muy deprisa, hecho que provoca una hipoglucemia reactiva que hace que necesitemos aún más azúcar. Por último, si nos gusta, el desayuno es el momento idóneo para tomar algún estimulante como la cafeína, la teína o el cacao.

Algunas personas no desayunan porque el apetito no se les abre hasta media mañana. Esto les suele ocurrir a los búhos, que retrasan todos sus horarios, entre ellos el de las comidas. Así, al cenar más tarde es fácil que se levanten sin hambre, porque su sistema digestivo ha dejado en pausa su trabajo durante la noche y por la mañana todavía no ha digerido la cena. Adelantar la hora de cenar ayudará a que el sistema digestivo realice su función a una hora adecuada y que, por la mañana, estas personas se despierten con más apetito.

Paso 2

Sigamos horarios regulares también a la hora de comer, desayunando, comiendo, merendando y cenando más o menos cada día a la misma hora.

El sistema digestivo lo dirige el ritmo circadiano regulando los movimientos intestinales. Como hemos comentado, el funcionamiento del ritmo circadiano depende del cronotipo, por eso algunas personas no tienen hambre a primera hora de la mañana mientras que otras se levantan hambrientos. Por lo general, es a partir de las siete y media de la mañana cuando los intestinos empiezan a trabajar, de ahí que muchas personas tengan necesidad a esa hora de ir al baño. Asimismo, hacia las diez y media de la noche entran en situación de descanso y cesan sus movimientos. Por lo tanto, realizar las comidas más o menos cada día a la misma hora ayudará a nuestro reloj interno a funcionar mejor. Escuchar nuestro ritmo circadiano, teniendo en cuenta si somos más matutinos o vespertinos, nos facilitará la tarea de establecer los horarios adecuados.

El caso de Diana

Diana es una mujer de treinta y cinco años que fue a terapia porque sufría de insomnio desde hacía varios meses. Manifestaba tener dificultad para conciliar el sueño y padecer interrupciones frecuentes de este acompañadas de necesidad de comer, de modo que debía levantarse y comer de forma compulsiva para poder conciliar el sueño. Esto le ocurría tres o cuatro veces por semana. Diana tenía sobrepeso, y no comprendía cómo podía seguir ganando peso, dado que no comía demasiado e incluso estaba haciendo una dieta de restricción calórica. Cuando analizó sus hábitos alimentarios observó que por la mañana no solía desayunar porque no tenía nada de hambre. Comía más bien tarde, sobre las tres, pero en muy poca cantidad, según le indicaba su dieta. La mayor parte de la ingesta diaria (el 65 % aproximadamente) la hacía a partir de las seis de la tarde. Entonces le aumentaba el apetito y comía grandes cantidades de comida para cenar e incluso después. Se levantaba tres o cuatro veces por noche y se pegaba «atracones» de alimentos con alto valor calórico. Refería que últimamente su trabajo le provocaba más estrés y ansiedad, y que el hecho de comer la calmaba. Además, la dieta que había iniciado para perder peso le generaba mucha presión, y todo junto le había ocasionado este desorden alimentario.

Pasar hambre durante el día es lo peor que se puede hacer. Cuando le falta alimento, el cuerpo reacciona guardando las reservas y quemando muchas menos calorías. Nosotros estamos de peor humor y más ansiosos, con lo cual en la siguiente comida tendemos a ingerir alimentos más calóricos y en mayor cantidad. Una alimentación controlada durante el día disminuirá el descontrol alimentario durante la noche.

Por lo tanto, debemos procurar no ir a la cama con hambre. Comer algún tentempié antes de acostarnos si hace varias horas que hemos cenado evitará que el hambre nos despierte y atraquemos la nevera en plena noche. Sabemos que los intestinos, gracias al ritmo circadiano, entran en reposo hacia las diez y media, pero comer durante la noche los pondrá en funcionamiento y nuestro cerebro tendrá que estar activo para poder dar las órdenes oportunas. Comiendo despertamos al cerebro cuando no toca, y si lo hacemos con frecuencia, puede que el cerebro se adapte a ese despertar nocturno provocando a su vez un retraso en nuestro ritmo circadiano.

La cena es una comida que no podemos saltarnos. Cenando una hora y media antes de acostarnos tendremos tiempo de hacer la digestión. De hecho, se aconseja cenar antes de las nueve. En la cena podemos tomar carbohidratos de absorción lenta, siempre en pocas cantidades, pero es aconsejable prescindir de los alimentos azucarados, fritos o muy grasos, que son de difícil digestión, así como la carne magra, la verdura cruda y los alimentos que contienen mucha agua, sobre todo si somos de los que se despiertan por la noche con necesidad de ir al baño.

Paso 3

Los alimentos ricos en triptófano ayudan a descansar mejor. El triptófano abunda en los alimentos ricos en proteínas. Algunos de los alimentos que contienen más triptófano son:

- los cereales, mejor si son integrales (arroz, pasta, avena y trigo)
- los frutos secos (sobre todo los pistachos, las almendras y las nueces)
- los huevos (sobre todo la yema)
- los productos lácteos (quesos, leche...)

- el pescado azul (salmón, atún...)
- la carne (pavo y pollo)
- las semillas (sésamo y girasol)
- frutas (sobre todo la piña y el plátano); la cereza agria es una fuente natural de melatonina
- las legumbres
- la miel

Muchos de los alimentos propios de la dieta mediterránea son ricos en triptófano, de modo que basarse en ella para preparar los menús asegura una ingesta variada y sin carencias de triptófano.

Las personas que no ingieren estos alimentos son más propensas a padecer una deficiencia de triptófano y, en consecuencia, de serotonina, igual que quienes experimentan altos niveles de estrés. Estar sometido a situaciones de estrés constante puede provocar desórdenes en el sistema serotonérgico y a su vez en el sistema endocrino.

Por ello, lo ideal es confeccionar menús semanales que aporten todos los nutrientes necesarios y que contengan cantidades adecuadas de alimentos con triptófano. Además, podemos complementar nuestra alimentación con alimentos ricos en magnesio, zinc, vitamina B6 y omega 3. Controlar la dieta nos ayudará a descansar mejor.

A propósito de la dieta, ¿es cierto que tomar un vaso de leche nos ayuda a dormir, como nos decían nuestras madres y abuelas? Esta creencia, mantenida a lo largo de tantos años, podría tener su fundamento en el hecho de que la leche es rica en triptófano; sin embargo, se ha demostrado que la cantidad que aporta un vaso de leche es demasiado baja para que pueda tener efectos a la hora de conciliar el sueño. ¿No será que beber cada noche un vaso de leche caliente es una rutina que nos hace sentir bien y nos relaja y aumenta los niveles de serotonina? Esta es la verdadera explicación de por qué el vaso de leche ayuda a dormir.

La temperatura corporal, la gran olvidada

La temperatura de nuestro cuerpo fluctúa a lo largo del día siguiendo un ritmo circadiano; se eleva en las horas diurnas y por la noche desciende, lo cual nos permite iniciar el sueño de forma adecuada. Una vez nos hemos dormido sigue bajando durante unas dos horas hasta llegar a un mínimo. El inicio de la subida de la temperatura en las primeras horas de la mañana suele coincidir con el momento del despertar, y el máximo se alcanza por lo general al anochecer.

La variación de temperatura entre el sueño y la vigilia es de 1 °C (entre 36,5 y 37,5 °C), y es lo que garantiza el éxito a la hora de entrar en el sueño.

Factores como el sexo, la edad, el peso, la estación del año o la ovulación influyen en las fluctuaciones de la temperatura. Otros factores que también pueden modificar el aumento de la temperatura durante el día y que debemos tener en cuenta son la alimentación, el estrés, la ansiedad, el ejercicio físico y la ingesta de alcohol. Mientras que los cuatro primeros hacen que la temperatura corporal suba alrededor de 0,5 °C, la ingesta de alcohol puede provocar una disminución de la temperatura corporal y, por lo tanto, somnolencia.

El cuerpo necesita estar a una temperatura adecuada para poder conciliar bien el sueño, de modo que es preciso que tengamos en cuenta los factores que afectan estas oscilaciones endógenas, como el deporte o la temperatura ambiente de nuestra habitación.

El ejercicio físico

Realizar ejercicio físico de forma regular ha demostrado ser beneficioso para dormir mejor. Aunque estemos cansados, es bueno superar la pereza con tal de adquirir ese importante hábito diario. Simplemente salir a pasear o andar a primera hora de la mañana o de la tarde, siempre al aire libre, tiene unos efectos maravillosos.

Sin embargo, hay que vigilar qué momento del día dedicamos al deporte. El ejercicio físico intenso aumenta la frecuencia cardiaca y eleva la temperatura corporal, lo que significa que si lo hacemos cerca del sueño, por la tarde o la noche, puede que no nos relajemos tan fácilmente cuando nos acostemos. Según Mark Muehlbach, director del Instituto del Sueño Clayton, «si practicamos ejercicio demasiado cerca de la hora de dormir, lo más probable es que esto haga que se retrase el inicio del sueño».

Es esencial evitar los gimnasios a última hora de la tarde. Estos se inundan de luces blancas y azules, brillantes e intensas, cuando en la calle quizá reine ya la oscuridad más absoluta, sobre todo en invierno. Si al efecto de la luz le agregamos la subida de temperatura corporal debida al deporte intenso tenemos una combinación realmente idónea para que nos cueste horrores conciliar el sueño al meternos en la cama.

EL ENTORNO ES IMPORTANTE

Cuidar del entorno en el que dormimos es fundamental. Tenemos que sentirnos a gusto en nuestra habitación, de tal modo que entrar en ella nos aporte tranquilidad y relajación. El orden, la limpieza y el minimalismo nos ayudarán a conseguir esta sensación y a dormir mejor. Por lo tanto, es mejor prescindir de objetos innecesarios dentro de la habitación. Para dormir basta con la cama y, como mucho, una mesilla para dejar los libros. Lo demás sobra. Evitar ruidos y corrientes de aire y tener una luz tenue y cálida creará un entorno más favorable a la hora de conciliar el sueño.

No nos olvidemos de la temperatura ambiente, es otro factor importante. Siempre es mejor dormir en una habitación donde haga más frío que calor. En verano, templar la habitación antes de ir a la cama con el aire acondicionado —lo apagaremos en el momento de acostarnos— mejorará el ambiente. Si no, podemos recurrir a un ventilador. Tengamos presente que la temperatura ideal para dormir es de entre 15 y 18 °C. Refrescar con agua fría las manos, los pies, la cara y la nuca, los termostatos de nuestro cuerpo, contribuirá a bajar la temperatura corporal para dormir mejor. Otra solución es tomar un baño de agua templada una hora antes de acostarnos.

Por supuesto, es imprescindible usar ropa de cama ligera y cómoda. Si puede ser de algodón y transpirable, mucho mejor. En el caso de sufrir sofocos debido a la menopausia conviene todavía más la ropa de algodón transpirable, y dejar ropa limpia al lado de la cama para poder cambiarnos rápidamente y volver a conciliar el sueño enseguida.

Y para despertarnos por la mañana y activar la musculatura, ¡nada mejor que una ducha de agua fría!

Tu habitación, tu templo.

Escuchar al cuerpo y a la mente

He sufrido altos niveles de ansiedad dos veces en mi vida. La primera fue durante la época en que preparaba las oposiciones. La segunda, cuando me divorcié. La ansiedad me afectó de forma distinta al sueño en las dos ocasiones.

Cuando tenía veinticinco años estudiaba para presentarme a las oposiciones para psicóloga. Yo nunca había sido una estudiante brillante, ni en el colegio ni en el instituto ni en la facultad. Era constante y organizada e intentaba estar atenta en clase, y creo que eso me ayudó, aunque mis notas no eran excelentes. Sin embargo, las oposiciones eran una situación diferente: no solo necesitaba aprobar con buena nota sino que debía sacar uno de los mejores 28 resultados entre las miles de personas que se presentaban a la convocatoria. Llevaba ya un tiempo trabajando en el departamento de psicología de la universidad y creía que gracias a eso me resultaría más fácil conseguir una plaza, pero debía aprobar primero las dos partes del examen. Así que durante algo más de un año, con el verano de por medio, trabajaba por las mañanas y al salir, a las tres de la tarde, me iba con mi compañera Laura a la biblioteca de la facultad de Medicina de la Universitat de Lleida a estudiar. Me iba cuando cerraban, a las nueve de la noche. Llegaba a casa exhausta. En aquella época vivía sola, y con las pocas fuerzas que me quedaban cenaba y me iba a la cama. Una vez acostada, mi cabeza no podía parar, era un continuo de cifras, fechas y conceptos que me pasaba por la mente a modo de repaso de lo estudiado por la tarde.

¿Cómo podía detenerlo? Debía dormir bien para poder rendir en el trabajo y seguir estudiando al día siguiente. Reconozco que tenía facilidad para quedarme dormida, y lo cierto es que dormía de un tirón hasta el día siguiente. Es verdad que las últimas semanas, cuando se acercaban los exámenes, me costó más conciliar el sueño y me despertaba alguna que otra vez. Por el día, en cambio, me sentía más ansiosa. Eran frecuentes las palpitaciones durante los fines de semana o los días que me tomaba de descanso. Además empecé a notar una tensión muscular que acabó en contracturas graves en la zona cervical. El traumatólogo me envió a hacerme un TAC para poder analizar la lesión, y aquello fue el pico máximo de mi ansiedad. Una mañana en la que estaba todavía medio dormida, una enfermera me atendió muy amablemente y me dio toda clase de explicaciones para entrar en el «tubo»; yo nunca me había hecho una resonancia, por lo que no iba en absoluto condicionada. Me proporcionó un pulsador, una especie de «botón del pánico», por si me daba algún agobio y quería finalizar la resonancia. Una vez acabadas las explicaciones, me tumbé y la enfermera salió de la habitación. A los pocos minutos, la plataforma en donde estaba tumbada comenzó a moverse y a introducirme en el escáner. Pues bien, antes de entrar del todo, mi cuerpo empezó a reaccionar con taquicardia y respiración acelerada. Me estaba quedando sin aire, tenía la sensación de que me ahogaba y me moría. Me puse a sudar, y aunque quise hacer un esfuerzo para relajarme y controlar mis pensamientos, mi cuerpo me lo impidió. Su miedo era mayor. Y rápidamente apreté el botón rojo que tenía en la mano y que sabía que podía sacarme en un instante de esa situación. Quería salir de allí como fuera. No volví a realizarme la prueba hasta unos años más tarde. Entonces no sentí ninguna «fobia» y pude hacérmela con serenidad, aunque la máquina era la misma. Era yo quien no era la misma.

Durante aquella época también sufrí claustrofobia en ascensores y en aviones, e incluso miedo a las alturas. Pasada la oposición y después de conseguir mi plaza, nunca más he tenido esa sensación de claustrofobia ni más episodios de ansiedad.

Con todo, mi sueño no empeoró excesivamente, solo se alteró de forma parcial las últimas semanas. Fue cuando probé por primera vez a tomar valeriana durante el día, que me ayudó a relajarme y a descansar mejor por la noche.

Cosa totalmente distinta me ocurrió la segunda vez que sufrí de ansiedad. Aunque durante el día era capaz de mantenerme calmada y serena tanto en mi trabajo como con mis amigos y familiares, y me sentía arropada, con fuerzas y decidida a seguir adelante, por la noche todo se volvía difícil, sin sentido e inquietante para mí.

Los pensamientos, las dudas y los miedos que me invadían la mente eran miles y venían como monos saltando de una rama a otra. Pensamientos que me mantenían alerta, en vilo, durante horas por la noche. ¿Cómo podía desconectar? ¿Cómo podía dejar de lado esas decenas de pensamientos que me golpeaban sin parar? Yo sabía que muchos de esos miedos eran infundados y muchos pensamientos, magnificados y más pesimistas de lo que la situación real apuntaba, pero ¿cómo podía hacérselo entender a mi cabeza? ¿Y por qué venían a esas horas de la noche, cuando necesitaba descansar para poder estar bien al día siguiente? Estas preguntas eran precisamente lo que más ansiedad me generaba y menos me dejaba conciliar el sueño.

Cuanto mejor estaba de día, peor era mi sueño de noche. ¿Por qué me pasaba eso?

Justamente por eso. Porque si no escuchamos nuestras emociones, si no las gestionamos bien y queremos mantenerlas controladas durante el día, será por la noche, mientras el sueño debilita ese control, cuando surjan los sentimientos o pensamientos que hemos estado reprimiendo o negando de día. Aceptar y gestionar mejor las emociones nos ayuda a dormir bien.

Cuando no manifestamos la ansiedad de día,
aparecerá por la noche, si tenemos suerte
y no lo hace en ambos momentos.

Como vimos en el primer capítulo al hablar de las causas diurnas de los trastornos del sueño, esta situación habría podido crear un círculo vicioso que hubiese mantenido el insomnio durante años después de haber sufrido el episodio que lo desencadenó. Es lo que suele ocurrirles a las personas a las que, pese a haber dormido siempre bien, un hecho traumático les desencadena el insomnio.

Pero ¿qué pasa con aquellas personas que refieren que desde siempre han dormido mal? Aquellas que de pequeñas ya no dormían la noche antes de ir de excursión o antes de un examen. Aquellas que, aunque no han sufrido situaciones de ansiedad intensa, se preocupan en exceso por las pequeñas cosas que suceden en su día a día, y no solo en el suyo sino también en el de sus familiares y sus amigos. Suelen estar más pendientes de los demás que de ellos mismos y son capaces de sufrir por cosas que todavía no han ocurrido. La gente que los rodea les dice: «No sufras, quizá esto no llegará a ocurrir», y saben que así es, pero no pueden evitar inquietarse. Son personas que por su manera de ser tienden a generar preocupación o ansiedad durante el día y, por lo tanto, tienen más predisposición a sufrir alteraciones del sueño.

El caso de Amelia

El caso de Amelia, de cincuenta y nueve años, es distinto. Ella explica que nunca ha dormido bien, que de joven ya tenía temporadas en que no dormía casi nada en toda la noche. Era en épocas de exámenes o cuando se había disgustado con alguna amiga o tenía alguna cita. Reconoce que es una persona que suele darle vueltas a las cosas. «Tal vez sí que me preocupo demasiado por las cosas», admite. No sabe identificar una razón concreta que le impida dormir, pues, según cuenta, «con las preocupaciones del día a día ya tengo suficiente». Cuando no es por el trabajo y la relación con sus compañeros es por cosas de la casa. En el trabajo suele preocuparse por hacer las tareas bien y a su tiempo. Le gusta que su superior la halague y le diga que ha cumplido las expectativas. «Cuando hago una presentación o le entrego un informe y no me da un *feedback* positivo, puedo estar tres días creyendo que no lo he hecho bien o no le ha gustado». En cuanto a los compañeros, si alguno le hace un comentario ofensivo, se calla y se lo guarda en sus adentros, pero se siente ofendida muchos días. Suele preocuparse también por su marido, porque no lo despidan, pues tiene una edad en la que no le sería fácil encontrar otro trabajo, y «ahora todo está tan mal, según dicen por la televisión». Sufre asimismo por su madre, que ya está mayor, y le inquieta cómo puede evolucionar su salud en los próximos años. «Ahora está muy muy bien, pero ya sabes que a estas edades pueden dar un susto», comenta. Y sus hijos, ya independizados, le preocupan porque tienen trabajos precarios y no hablan de hacerla abuela, con la ilusión que a ella le hace. «Y esas son las cosas que aparecen en mi mente cuando me meto en la cama e intento dormir», concluye. Además, «con la menopausia se me agravó el problema. Los sofocos me despertaban a media noche y allí volvían a aparecer estas preocupaciones otra vez». Está claro que no tenemos que buscar la causa del insomnio fuera de Amelia, en la vida que le ha tocado vivir (que puede ser muy parecida a la del 90 % de la población), sino en ella misma, en su forma de ser y de enfrentarse a su día a día. Y eso fue lo que hicimos para mejorar sus noches y sus días: trabajar sobre el modo en que encajaba todos estos acontecimientos para hacerle ver que debemos aprender a desprendernos un poco de ellos para permitirnos seguir con nuestra vida.

Mucha gente piensa que no tiene ningún problema especialmente grave que esté provocando el insomnio, sino que son las pequeñas complicaciones del día a día lo que aparece en su cabeza por la noche y no la deja dormir.

Como veremos en el último capítulo, existen unos rasgos de personalidad que predisponen a padecer insomnio. Las personas con tendencia a la preocupación excesiva o demasiado responsables, controladoras y autoexigentes suelen tener más predisposición a sufrir episodios de insomnio. ¿Conoces a alguien que estando en la misma situación que tú al llegar la noche es capaz de desconectar de esa situación y dormirse al instante? Lo que afecta no es tanto la situación sino cómo la vivimos cada uno de nosotros.

Vale la pena reflexionar un momento y preguntarnos si tenemos estos rasgos de personalidad que pueden generar cierto nivel de preocupación o ansiedad durante el día y por lo tanto alterar el momento de entrar en el sueño o mantenerlo. Es importante saber cómo puede afectar la ansiedad a cada persona, ya que no se manifiesta siempre de la misma forma.

La ansiedad tiene muchas caras.

Cuando decimos a quienes sufren de insomnio que seguramente la causa de su mal dormir es un cúmulo de pequeños estados de ansiedad que se va creando durante el día, a menudo responden: «Pero si yo no tengo ansiedad». Tal como expone Gio Zararri en *El fin de la ansiedad*, la ansiedad puede manifestarse en nosotros de distintas formas:

- Manifestaciones **fisiológicas** como taquicardia, palpitaciones, presión en el pecho, sensación de ahogo o falta de aire, sudoración, temblores, molestias digestivas, «nudo» en el estómago, tensión muscular, cansancio, sensación de mareo, disminución de la libido y alteraciones del sueño y de la alimentación, entre otras.

- Manifestaciones **cognitivas** como dificultades de atención, concentración y memoria, aumento de los despistes y descuidos, preocupación excesiva, expectativas negativas, rumiación, pensamientos distorsionados o inoportunos, pensamientos negativos y susceptibilidad, entre otras.
- Manifestaciones **conductuales** un estado de alerta e hipervigilancia, bloqueos, torpeza o dificultad para actuar, impulsividad, inquietud motora y dificultad para estarse quieto y en reposo, entre otras.
- Manifestaciones **emocionales** como inquietud, agobio, sensación de amenaza o peligro, ganas de huir o atacar, inseguridad, sensación de vacío, temor a perder el control, sospechas, dificultad para tomar decisiones y temor a la muerte, a la locura y al suicidio, entre otras.
- Manifestaciones **sociales** como irritabilidad, ensimismamiento, dificultades para iniciar o seguir una conversación en unos casos y verborrea en otros, bloqueo o sensación de quedarse en blanco a la hora de preguntar o responder y dificultad para expresar las propias opiniones, entre otras.

Es decir, no hace falta sufrir un ataque de pánico para padecer ansiedad. Existe una ansiedad más perjudicial que la que puede diagnosticarse como trastorno de ansiedad. Es la ansiedad que, sin alcanzar niveles muy altos, se mantiene en el tiempo. Esta ansiedad, a la larga, puede llegar a generar distrés, o estrés negativo, que se define como un estado de angustia o sufrimiento frente a una situación que supera a la persona que lo sufre y frente a la que esta es incapaz de generar respuestas adaptadas. Este estrés produce una progresiva pérdida de energía, agotamiento emocional y desmotivación general.

La ansiedad de este tipo a menudo pasa desapercibida, ya que la vamos asumiendo de forma paulatina y, como no somos conscientes de que la sufrimos, va calando en nosotros, manifestándose a través de las conductas enumeradas anteriormente.

Una de sus consecuencias es que aumenta el umbral base de estrés de tal modo que una situación amenazante que quizá en una circunstancia previa de relajación no hubiera provocado síntomas graves termina generando unos niveles «patológicos» de estrés.

Piensa por un momento cuáles de las manifestaciones anteriores detectas en ti y averigua en qué momentos o situaciones del día o de la noche aparecen.

La ansiedad mantenida en el tiempo es la responsable de que nuestro organismo, y en concreto el eje hipotalámico-hipofisiario, secrete cortisol. El cortisol es la hormona del estrés. Esta hormona suele asociarse, junto con la adrenalina, a situaciones de estrés o que vivimos como amenazantes. El cortisol, a diferencia de la adrenalina, permanece durante un tiempo en nuestro cuerpo para ayudarnos a manejar mejor la situación. En estos momentos puntuales, esta hormona pone en alerta a nuestro cuerpo para actuar frente a la situación, por lo tanto, un pico de estrés es bueno para el cuerpo porque lo lleva a actuar. Una vez eliminada la amenaza, el estrés disminuye, al igual que el cortisol. Lo perjudicial para el cuerpo es mantener la situación estresante de forma continuada y, en consecuencia, mantener alterados los niveles de cortisol. La segregación de esta hormona sigue también un ritmo circadiano. Debe disminuir en el momento de acostarnos para que podamos conciliar el sueño y empezar a subir durante la madrugada, hecho que provoca el despertar. Pero cuando hay estrés mantenido suele alterarse el sistema de respuesta-huida (el eje adrenomedular) haciendo que la curva de cortisol también se altere. De ahí que encontremos picos de cortisol altos durante la noche, responsables de esos despertares nocturnos seguidos de la imposibilidad de volver a conciliar el sueño. Muchas veces somos capaces de identificar la causa o el factor que desencadena la ansiedad; en otras ocasiones, en cambio, el factor es algo más interno, un miedo arraigado en nosotros que nos está poniendo en alerta o nos crea inseguridad.

Detrás de la ansiedad siempre
hay un miedo subyacente.

Y no nos referimos a los miedos o fobias clásicos como la fobia a las arañas, las serpientes o los ascensores, sino a aquellos que no dependen de una situación o elemento concreto, sino que viven y están presentes en nuestro día a día. Son miedos más personales e internos.

De estos miedos, los más comunes son:

- al rechazo
- a la enfermedad
- a morir
- a la pobreza
- al fracaso
- al abandono
- a la soledad

Ahora es buen momento para reflexionar también sobre los miedos. Piensa en cuáles son aquellos miedos que pueden estar influenciando tus pensamientos a la hora de interpretar las situaciones que te toca vivir en el día a día. Pregúntate si intervienen en el modo en que interpretas las situaciones que pueden generarte ansiedad. Por ejemplo, si tienes miedo al abandono, una conducta que le otorgue independencia a tu hijo o tu pareja puede generar mucha ansiedad.

Sabemos que el miedo nos pone en alerta, y que la alerta prepara al cuerpo para atacar o para huir de esa situación que nos está generando ansiedad. Atacar o huir, esas son las respuestas para las que nuestro cuerpo, igual que el de los animales, está preparado fisiológicamente frente a una situación de estrés. El sistema que se activa es el que llamamos «sistema ataque-huida». Si fuéramos un animal que vive en la sabana o en la selva, solo haríamos una de estas dos cosas: atacar o huir. Después de la acción, nuestro cuerpo y nuestro cerebro descansarían.

Pero ¿qué ocurre si no hacemos ni una cosa ni la otra, si frente a la situación de miedo o estrés no actuamos y nos quedamos con el cuerpo en alerta, activo y preparado para actuar durante horas, días o meses? Que exponemos nuestro cuerpo a un estrés constante. Con el tiempo, el cuerpo o bien se resiente o bien se adapta al estrés y lo vive como una situación normal. Entonces el cuerpo se «acostumbra» a este nivel de ansiedad o estrés y cada vez va tolerando un nivel más alto. Esto tiene consecuencias graves, tanto físicas (cambios estructurales y funcionales en el cerebro) como emocionales (ya que la ansiedad es, en numerosas ocasiones, la antesala de la depresión debido a una disminución de la serotonina).

Ciertos niveles de ansiedad son buenos, nos ayudan a sobrevivir, pues nos hacen actuar frente a las situaciones «peligrosas». Si nuestro hijo tiene 40 °C de fiebre, no decimos: «¡Bah!, no pasa nada, no debo ponerme nervioso, ya le bajará», sino que comprendemos que es preciso hacer algo, por lo general, llevarlo al médico o a urgencias. Cuando el médico nos confirma que no tiene nada grave, nuestro nivel de estrés disminuye y, cuando más tarde, el tratamiento hace efecto y la fiebre baja, también disminuye nuestra ansiedad. El estrés inicial es el que nos ha llevado a actuar.

Realizamos acciones para reducir la ansiedad. Pensemos qué ocurriría si no hubiéramos hecho nada y nos hubiéramos quedado pensando: «¿De qué puede venirle la fiebre?» Empezaríamos a buscar por internet causas de fiebre en niños (con el riesgo que eso supone) y estaríamos cada media hora tomándole la temperatura sin hacer nada y por supuesto sin conseguir bajársela. Los niveles de ansiedad se mantendrían o incluso incrementarían si pensáramos que puede tener una enfermedad muy grave pero seguimos sin hacer nada para que le baje la fiebre (darle antitérmicos, ponerle en la ducha o un paño de agua fría).

En definitiva, emprendemos acciones para reducir la ansiedad. Este comportamiento suele ser el habitual, pero ¿por qué en otras muchas circunstancias permanecemos en alerta sin hacer nada? Las razones más frecuentes son las que siguen:

1. Porque muchas veces la amenaza o el miedo no es real sino imaginario, de modo que no podemos actuar para combatirlo. En esta situación, los niveles de cortisol no bajan porque no desaparece el estrés. Ocurre cuando tememos una circunstancia o hecho que solo está en nuestra mente; en ese momento el cerebro no sabe distinguir lo real de lo ficticio y actúa como si el hecho fuera real. Así, el cuerpo y la mente terminan sufriendo por algo que no es de verdad. Es curioso que lleguemos a sufrir por cosas que aún no han ocurrido.

    Por ejemplo, a veces tenemos un simple dolor de tripa y nos imaginamos que hemos contraído una grave enfermedad, o al ver que llegamos tarde al trabajo esperamos una queja por parte del jefe, o al cruzarnos con una amiga que no saluda creemos que está disgustada por algo que le hemos hecho.

    Cosas que suponemos pero que no sabemos si

son ciertas. Estos pensamientos cambiarían si nos acostumbráramos a hablar o preguntar más para confirmar o descartar nuestras suposiciones.

2. Porque la situación por la que debemos preocuparnos y que requiere que actuemos todavía no se ha producido. Anticipamos la ansiedad, y no solo sufrimos por algo que aún no ha ocurrido, sino que además, cuando imaginamos la situación, siempre la imaginamos de la peor manera. Es el miedo del «Y si…» o «Seguro que esto me pasará a mí». Aunque los estudios demuestran que en el 95 % de las ocasiones el hecho temido no se hace realidad, nuestro cuerpo acaba sufriendo por la situación antes de vivirla.

3. Porque la situación ya ha pasado. ¿Cuántas veces hemos pensado: «Tendría que haber dicho…» o «Tendría que haber hecho…»? En el momento preciso no se nos ocurrió nada o dijimos algo que ahora nos parece inadecuado, y cuando ya es tarde nos acuden a la cabeza varias frases o conductas que hubieran sido, como mínimo, más aceptables que lo que dijimos o hicimos. En una discusión, en una cita, en una entrevista de trabajo, nos «bloqueamos» y no somos capaces de pensar con claridad. Minutos después, con la mente más tranquila, nos llueven las buenas ideas. Hasta ahí, fin. Cuando ha pasado la oportunidad debemos aceptar nuestro error o, mejor dicho, nuestro mal acierto. ¿Por qué, en cambio, empezamos a pensar en lo que debiéramos haber dicho o hecho? Ya no podemos dar marcha atrás. ¿O sí? Si es posible

revertir la situación, sería bueno que lo hiciéramos, y si no, aprendamos para la próxima vez. Seguramente si volvemos a encontrarnos en la misma tesitura tendremos una respuesta más acertada porque la habremos pensado antes sin que las emociones nos bloqueen o jueguen una mala pasada.

4. Porque no podemos hacer nada para cambiar la situación. Aunque a menudo creemos que no está a nuestro alcance modificar o controlar determinadas circunstancias (que nos llueva el día de la boda, que una gran tormenta se lleve nuestra cosecha o que suframos una enfermedad), siempre podemos hacer algo no para mejorar la situación (que también: someterse a revisiones médicas periódicas, practicar deporte, comer de forma saludable...), sino para reducir la ansiedad (tener un plan B para celebrar la ceremonia o el banquete de boda en un local cubierto o contratar una póliza de seguro para la cosecha). Son cosas que se escapan de nuestro control y solamente podemos fijarnos y centrarnos en cómo percibimos esas vivencias. Hay personas que tienen miedo a improvisar, a perder el control, a que las cosas no salgan tal como las tienen planeadas u organizadas. El control les da seguridad.

Cuando ya no podemos intentar nada más para contrarrestar la situación debemos hacernos un favor: actuar para nosotros, para mejorar nuestro bienestar, reduciendo la ansiedad con las técnicas de relajación o parada de pensamiento que veremos más adelante.

Si tiene solución, ¿por qué lloras?
Si no tiene solución, ¿por qué lloras?

BUDA GAUTAMA

5. Porque nos preocupamos por el problema de otra persona, a pesar de que no podemos hacer nada para solucionarlo. Muchas veces asumimos la ansiedad de otro, asumiendo su problema como nuestro, cuando el único que puede resolverlo es el otro. Hay pacientes que vienen a la consulta y hablan de la ansiedad que sufren porque ven a otras personas cercanas —generalmente los hijos, pero también la pareja, los padres, los compañeros, el jefe...— cuyo comportamiento, a su modo de ver, los llevará «directamente al desastre». Es preciso entender que su realidad es distinta de la nuestra. Ellos dirigen su vida y llevan a cabo elecciones; algunas serán correctas y otras les servirán para aprender, ya que de los errores se aprende. ¿Por qué los padres se empeñan en ahorrar errores a sus hijos? ¿Qué buscan, la felicidad de sus hijos o su propia felicidad y tranquilidad? Con todo, si eso nos preocupa o nos genera ansiedad, el problema lo tenemos nosotros, no el otro —que seguramente está bien feliz—, y por lo tanto es mejor pensar «¿Qué puedo hacer yo para reducir mi ansiedad?» antes que «¿Qué puedo hacer yo para cambiar la vida de mi hijo?».

El objetivo es reducir nuestra ansiedad, pues esto sí lo podemos hacer. Una de las acciones que podemos realizar para ello es dar nuestra opinión, nuestro punto de vista o algún consejo a quienes se encuentran en la situación que nos preocupa. No estaría bien desentenderse de la cuestión si creemos que alguien se está equivocando en una situación en la que quizá nosotros ya hemos fracasado, así que lo mejor es avisarlo e intentar ayudarlo. Y poco más. La tranquilidad que nos da el hecho de haber ofrecido un consejo o nuestro punto de vista debería servirnos para dejar de darle vueltas al asunto. Tomar la decisión le corresponde al otro, que deberá asumir sus consecuencias (buenas o no tan buenas; recuerda que no podemos anticipar el futuro ni anticipar la ansiedad, ya que en el 95 % de las veces no sabemos qué ocurrirá).

Detente un momento a pensar si ahora sientes ansiedad, si actualmente tienes alguna preocupación. Piensa también si esa situación es real o imaginaria, si está por ocurrir o si está en tus manos cambiarla. Y si existe una preocupación real, piensa qué puedes hacer en este momento para reducir tu ansiedad.

Centrémonos en el ahora.
¿Qué es lo que nos produce **ahora** ansiedad?
¿Qué podemos hacer **ahora** para reducirla?
Actuemos **hoy** para reducir la ansiedad.
No lo demoremos.

Un cuento zen

Dos monjes zen, Tanzan y Ekido, regresaban al monasterio después de un largo viaje. El día antes había llovido, por lo que el camino estaba lleno de lodo. Cuando pasaron cerca de un pequeño pueblo encontraron a una joven que vestía un espléndido kimono dorado.

Para proseguir su camino, la joven debía atravesar un enorme charco de agua. Ante aquel obstáculo se quedó pensando que si mojaba su kimono, lo arruinaría y su madre la reprendería duramente.

Sin dudar un segundo, Tanzan se acercó a la joven y le brindó su ayuda: la llevó en brazos hasta el otro lado del charco. Luego ambos monjes prosiguieron su camino.

Cuando llegaron al monasterio, Ekido, quien se había mostrado incómodo durante el resto del viaje, le reprochó en tono áspero a su compañero:

—¿Por qué has tomado a esa joven en brazos? ¡Sabes que nuestros votos nos lo prohíben!

Tanzan no se turbó, miró a su compañero de viaje y le respondió con una sonrisa:

—Yo llevé en brazos a aquella joven hace algunas horas, pero tú aún la llevas sobre tu espalda.

El peor de los enemigos de la ansiedad: La rumiación

Cuando generamos ansiedad y no actuamos nuestra mente empieza a darle vueltas a esa situación y no podemos quitárnosla de la cabeza. Pensamos lo mismo una y otra vez sin tomar ninguna decisión. Esto demora nuestra acción y por lo tanto mantiene, si no la agrava, la ansiedad.

Además del cuento zen, otra historia sobre esta cuestión que nos puede resultar muy ilustrativa es la de Laura y el charco de barro.

Laura y el charco de barro

Aquella mañana, Laura iba al trabajo con mucha prisa y pensando en todas las cosas que tenía por delante. Preveía un día complicado, de aquellos que requieren un gran esfuerzo para controlar el tiempo y poder «llegar a todo». La presentación de media mañana era un hito importante, pero una vez superada, lo demás sería más fácil de soportar. Estaba Laura tan absorta en esos pensamientos que no vio un charco de barro que había en su camino y cayó de lleno en él. Enseguida empezó a lamentarse: «¡Solo me faltaba eso! Con el día que tengo por delante. No quiero ni pensar en levantarme, seguramente voy toda sucia. Debería volver a casa a cambiarme, pero entonces llegaría tarde al trabajo. De todos modos, así, sucia, no puedo ir a la presentación. No sé qué hacer. ¡Es que mira que he sido tonta! No ver este charco tan grande. Es que siempre me ocurre lo mismo. Cuando más atenta debo estar peor me comporto. ¡Se creerá mi jefe que lo he hecho expresamente! No me extrañaría que me volviera a llamar la atención por llegar tarde. Pero ¡es que cómo me van a salir bien las cosas si soy una despistada! Seguramente la gente que me conoce piensa eso de mí. ¡Siempre me ocurre lo mismo, tengo muy mala suerte! Ahora me retrasaré en todo lo que tenía que hacer hoy. Pero ¿cómo no lo habré visto? Mira que se ve, mira que es grande. Y seguro que nadie más que yo ha caído ahí. Ya no vale la pena ni levantarse. ¿Y si llamo y digo que estoy enferma y que llegaré más tarde? ¿Sonará a excusa? Seguramente pensarán que ayer no terminé la presentación… No puedo hacer eso… Es que no sé por qué acepté este trabajo. Es demasiado para mí. No estoy preparada para hacerlo. Quién me dijo a mí que podría con él…».

Al final, Laura lleva más de diez minutos sentada en el suelo pensado qué hacer, en cómo ha podido caer en el charco, en lo que dirá la gente, anticipando las consecuencias de la caída en las tareas del día. Pero ahí sigue. Sin levantarse, sin pasar a la acción. Sus pensamientos la llevan a menospreciarse, a infravalorarse; seguramente está a punto de llorar o de mandarlo todo al traste, dar media vuelta, regresar a casa y meterse en la cama. Piensa que si se presenta así al trabajo estará todo el día lamentándose de no haber visto el charco y no soporta la idea de tener que ir sucia todo el día.

¿Ha sido la caída en el charco lo que la ha llevado a esa situación? La respuesta es no. No ha sido el accidente, sino lo que ha pasado justo después, Sus pensamientos y sus interpretaciones han ido modulando su estado de ánimo y sus emociones. Es decir, los pensamientos que ha tenido después del accidente son lo que le ha generado la emoción y finalmente le ha hecho tomar ciertas decisiones.

Situación —> Pensamiento —> Emoción —> Conducta

Así que cómo nos sentimos y cómo nos comportamos depende de nuestros pensamientos frente a las situaciones que nos toca vivir en el día a día.

¿Cuánto hubiera tardado Laura en levantarse, ir a casa, cambiarse y llegar al trabajo? Seguramente mucho menos que lo que llevaba lamentándose sentada en el charco de barro. Esto es la rumiación, darle vueltas a las causas y consecuencias de las situaciones que nos preocupan de forma pasiva, sin hacer nada para cambiarlas.

Muchas veces dar un paso no basta para salir del charco, pero te acerca a la orilla. A cada paso estamos más cerca de salir del charco.

El primer paso no te lleva a donde quieres ir,
pero te saca de donde estás.

Pasos para evitar la rumiación

1. Definir las cosas importantes de nuestra vida. Hacer una lista de prioridades nos ayudará a saber de qué debemos preocuparnos realmente. Establezcamos nuestras prioridades y analicemos si dedicamos suficiente tiempo a las cosas o personas que realmente son importantes para nosotros.

2. Mantener una actitud responsable frente a la vida, alejarse de la actitud victimista o negativa. Planteémonos si somos felices con nuestra vida, si estamos satisfechos de cómo llevamos las riendas o si nos estamos dejando llevar sin tener un objetivo claro, tanto en el trabajo como en el tiempo libre y en la vida personal.

   Es muy importante estar bien con nosotros mismos para poder estar bien con lo que nos rodea. La insatisfacción con la propia vida suele llevarnos a adoptar una actitud victimista, es decir, nos excusamos por no hacer nada para cambiar nuestra vida alegando ser víctimas de lo que nos ha tocado vivir. Al final siempre podemos tomar decisiones y debemos ser responsables de las decisiones que tomamos. Y es preciso recordar que no hacer nada también es una elección.

3. Verificar si podemos controlar esa situación o si está fuera de nuestro alcance. No carguemos nuestro carro. Si un problema no nos corresponde, si es otra persona la que lo tiene y nos lo ha trasladado o nos lo hemos apropiado, dejemos que fluya. Actuemos hasta donde podamos y nos ayude a estar mejor con nosotros mismos.

4. Describir con palabras la situación y desvincularla de la emoción. La escritura terapéutica tiene unas facultades espectaculares. Buscar las palabras que definen las situaciones, los pensamientos y las emociones nos ayuda a sacarlas de nuestro interior y a verlas desde fuera y con otra perspectiva. Sin duda es más fácil dar un consejo cuando la situación no nos implica a nosotros emocionalmente. Por eso es bueno escribir sobre nuestra situación, nuestro problema o nuestro sentimiento en tercera persona, como si fuera otro quien lo está sufriendo. Cuando lo «expulsamos» de nosotros y lo vemos desde otro punto de vista es más fácil tomar una decisión y actuar.

5. Distraer nuestra atención si finalmente no se puede solucionar el problema. Realizar ejercicios de visualización, pensar en situaciones positivas o vivencias agradables puede ayudarnos. El cerebro no puede pensar en dos cosas a la vez, así que forzándolo a pensar en algo que queremos, evitaremos que aparezca de forma intrusiva ese pensamiento o problema. Hacer deporte, moverse o estar ocupado en algo físico también puede ser beneficioso.

6. Centrarse en el presente, sin anticipar ni pensar en lo ocurrido, y pasar a la acción ahora si es posible. No carguemos con cosas ya pasadas. Analicemos si realmente este problema al que no paramos de darle vueltas es un problema real y actual.

7. Actuar para reducir la ansiedad. La forma más efectiva de reducir la ansiedad es actuar. Si nunca lo

probamos, si no emprendemos alguna acción distinta a lo que hacemos habitualmente, nada cambiará a nuestro alrededor.

8. Aceptar que todas las personas somos distintas. Sentimos de forma distinta, pensamos cosas distintas, actuamos de maneras distintas. Aunque asumimos de forma inequívoca que todos —incluso las personas gemelas— somos diferentes físicamente, tenemos tendencia a pensar que las demás personas deberían ser como nosotros. Es decir, esperamos que los demás actúen como lo haríamos nosotros, piensen como lo haríamos nosotros y nos traten como lo haríamos nosotros. Pues debemos aceptar que todos vivimos las realidades de forma distinta. Así que no nos decepcionemos cuando los demás no hacen lo que esperamos.

9. Tomar conciencia de la emoción. No escondamos lo que sentimos y preguntémonos por qué aparece esta emoción. ¿Qué pensamiento automático tiene asociado? ¿Qué miedos conlleva? Asumamos nuestras emociones. Conocernos y aceptarnos nos ayudará a manejar mejor las emociones.

10. Aceptar la situación. Busquemos su lado positivo y tomémonoslo como un aprendizaje. En este mundo nos suelen educar en lo irreal. No enseñan que si somos aplicados nos sacaremos los estudios y encontraremos un buen trabajo, compartiremos la vida con nuestra media naranja y nuestros hijos, compraremos una vivienda y tendremos un perro… Todo eso contando con que siempre gozaremos de

buena salud y estaremos acompañados de las personas que queremos. Nada más lejos de la realidad. Esta vida está llena de desgracias. Eso es lo normal. Lo normal es que a la mayoría de nosotros nos falte alguna de estas cosas que se esperan como normales. No nos educan en que lo normal es que no sucedan y no nos enseñan a estar preparados cuando aparecen los contratiempos. Así que cuando enfermamos o perdemos a un ser querido, no debemos preguntar «¿Por qué a mí?», sino «¿Por qué a mí no?».

Aceptemos lo que nos toca vivir y tratemos de comprender que puede ser constructivo. Intentemos aprender de la situación, pues muchas veces los reveses ayudan a crecer interiormente y no existe una alternativa.

COMPORTARSE COMO UNA OLLA A PRESIÓN

Algunas personas son como una olla presión. Saben tolerar muy bien las exigencias del entorno. Su comportamiento es más bien evitativo. No les gusta la confrontación y siempre que pueden se abstienen de actuar con el objetivo de sortear el conflicto. Cuando tienen la oportunidad de defender su opinión o dar su punto de vista sobre una situación que no les agrada o les disgusta prefieren callarse y dejarla pasar. No suelen quejarse cuando algo no les parece bien y se adaptan a lo que prefiere la mayoría aunque les contraríe. El problema es que mientras no expresan su emoción, su fastidio o desagrado, van acumulando descontento y malestar, igual que se llena un vaso de agua gota a gota. Los malos ratos, lejos de olvidarse, se graban en la memoria, y ese «callar y soportar» es como el agua que se va calentando en una olla y al final rompe a hervir. Así, en un determinado momento estas personas estallan en cólera de una forma desproporcionada respecto a la situación que ha desatado el enfado o la ansiedad. Acaban actuando de manera exagerada porque su ansiedad se ha ido acrecentando en las ocasiones anteriores en que no han expresado su emoción y además la han ido alimentando con su rumiación y sus pensamientos negativos, muchas veces infundados. Después se sienten mal porque ven que se han excedido y esto conlleva que la siguiente vez vuelvan a callarse por miedo a no saber responder adecuadamente.

Aprender a expresar una queja

Todo puede y debe decirse. Si algo no nos sienta bien o nos ha ofendido o si tenemos una queja, debemos expresarlo. Se puede decir todo, pero teniendo cuidado de cómo se dice. La forma es muy importante. Saber decir las cosas es un arte, requiere desarrollar ciertas habilidades sociales. Hay que tener en cuenta que no es lo mismo expresar la queja la primera vez que nos sienta mal algo que cuando llevamos tiempo aguantando un malestar interno. Sin duda es mejor exteriorizarla cuando no estamos con la emoción a flor de piel. Podemos dejar pasar unos minutos después del hecho que nos ha perturbado, aunque si esperamos mucho tiempo seguramente nuestro cerebro habrá hecho de las suyas y tendremos una interpretación de la situación que no se ajustará a la realidad.

Para expresar una queja debemos tener presentes las siguientes tres cosas:

1. No nos quejemos de la persona, sino de su conducta o de la situación generada. Nunca ataquemos a la persona. Es mejor decir que la casa está desordenada o por recoger que quien esperábamos que lo hiciera es un vago. O señalar «Lo que me has dicho no me ha sentado bien» que tildar a quien lo ha dicho de grosero. O formular «Me has dicho una cosa que no era cierta» antes que «Eres una mentirosa».

2. Expresemos la emoción desde nuestro punto de vista, nadie podrá contradecirnos. Si explicamos cómo nos hemos sentido o cómo nos ha afectado, damos nuestro punto de vista, y solo nosotros sabemos cómo nos sentimos. Nadie podrá negar que nos hayamos sentido así.

3. Demos la visión más realista posible de la situación sin hacer un juicio de valor. Por ejemplo: «Esta carne que me ha servido, a mi parecer, está dura», o «Hemos pedido tres veces que trajeran más pan», en vez de «Un restaurante de esta categoría no se puede permitir traernos este plato tan frío» o «El servicio es pésimo».

Muchas veces pensamos que tenemos un trabajo estresante, o que lo que nos ha tocado vivir ha sido muy grave o desastroso. En suma, creemos que es lo que ocurre fuera de nosotros, a nuestro alrededor, lo que nos genera la ansiedad. Pero no es así. No es lo que nos toca vivir lo que nos provoca la ansiedad sino cómo lo interpretamos.

No son las situaciones, sino cómo las vivimos.

Esta es la clave. Damos por hecho que nuestro trabajo es estresante; sin embargo, tenemos compañeros en la empresa que, desempeñando el mismo cometido que nosotros, no parecen tan estresados ni se suelen agobiar frente a un pico importante de trabajo. Igualmente conocemos personas que han vivido la misma situación traumática que nosotros (una enfermedad, por ejemplo) y que han sabido llevarla con más serenidad. ¿Por qué es así? Porque la ansiedad no depende tanto de la situación que nos abruma sino de cómo la interpretamos.

La realidad, en tanto situación vivida de forma íntima y única en cada persona, no existe fuera de nosotros. Hasta que no la vivimos no le damos una interpretación. Por ejemplo, no sabemos qué está ocurriendo ahora mismo a pocos kilómetros de donde estamos, pero si nos llamara un familiar y nos dijera que hay un incendio cerca de donde tenemos nuestra casita de la montaña, nuestro cerebro empezaría a darle un significado a este acontecimiento y a generar ciertos pensamientos sobre él. En función de cuáles sean estos pensamientos, provocaremos o no la ansiedad. Imaginemos que nada más colgar el teléfono pensamos que en pocos minutos nuestra casa empezará a arder. Este pensamiento hará subir nuestro nivel de ansiedad. Si, por el contrario, pensamos que las llamas pueden estar lejos y que seguramente los bomberos llegarán antes de que nuestra casa se incendie, el nivel de ansiedad será menor. ¿De qué depende entonces que frente a esa situación unas personas generen estrés o ansiedad y otras no? De los pensamientos, de la interpretación de la realidad.

La realidad de esta hipotética situación es que hay un fuego cerca de donde tenemos una segunda vivienda. Nada más. Todo lo demás aparece en nuestra cabeza a partir de nuestra interpretación.

Volvamos al ejemplo del trabajo estresante. Si cuando el trabajo se vuelve más exigente pensamos «Todavía puedo hacerlo mejor, sé que no está perfecto» o «No descarto que el jefe le encuentre algún fallo» o «Me recriminará los errores delante de los compañeros» o «Esta vez me despedirán», los niveles de ansiedad aumentarán. Por otro lado, algunas personas, en cambio, tal vez piensen: «Yo puedo con esto y más, y voy a demostrarlo».

¿Qué es mejor? Los estudios demuestran que las personas que tienen un pensamiento positivo sufren menos ansiedad que las que tienen un pensamiento más negativo (o realista, como ellos suelen llamarlo). Tener un pensamiento positivo nos predispone a actuar con más facilidad, no genera niveles de ansiedad tan altos y, por lo tanto, nos ayuda a tomar mejores decisiones y a llevarlas a cabo.

¿De qué depende que generemos unos pensamientos u otros?

La autoestima, el estado de ánimo, la confianza en los propios pensamientos… Estos y otros factores hacen que de forma automática generemos un pensamiento más positivo o más negativo. No dormir bien también influye en que acabemos concibiendo más pensamientos negativos. Así que una manera de romper el círculo del insomnio es ser consciente de los pensamientos negativos e intentar modificarlos.

Cuando una situación nos crea ansiedad debemos pensar cuál ha sido el pensamiento que hemos tenido inmediatamente antes, el que ha provocado esa ansiedad. Analizar ese pensamiento y cambiarlo por uno más constructivo nos ayudará a generar un pensamiento más positivo. Sabemos que todas las situaciones tienen una parte positiva y otra parte más negativa. Así que deberíamos hacer un esfuerzo para intentar buscar el lado positivo de esta situación. Este cambio de pensamiento va a generar una emoción más positiva que seguramente nos llevará a actuar de forma más productiva resolviendo más eficazmente el problema y mejorando la situación. Recordemos que la ansiedad y los miedos suelen bloquearnos.

No somos nuestros pensamientos.

Nosotros somos mucho más que nuestros pensamientos. No obstante, estos determinan, la mayoría de las veces, nuestras emociones y nuestras acciones. Los pensamientos que aparecen en nuestra mente podemos escucharlos, aceptarlos, negarlos, modificarlos o dejarlos pasar.

Constantemente nos estamos hablando a nosotros mismos, y los mensajes que nos damos determinan nuestras emociones. Para reducir la ansiedad a menudo basta con darnos mensajes distintos. Nos hablamos de la visión que tenemos de nuestro sueño, de nosotros mismos y de nuestro entorno, y el modo en que nos hablemos afectará más o menos a nuestra emoción y a nuestro sueño.

Debemos ser más conscientes de los pensamientos que nos dedicamos y los mensajes que nos enviamos sin parar. Estos pensamientos determinarán la imagen que tenemos de nosotros, de nuestro entorno y de nuestra vida. Solo siendo más conscientes de cómo nos hablamos y qué emociones pueden generarnos esos pensamientos podremos modificarlos.

¿Cómo te tratas? ¿Cómo te hablas? ¿Como tu mejor amigo o como tu peor enemigo? Es necesario respetarse a uno mismo para conseguir el respeto de los demás.

Relajar el cuerpo y calmar la mente

Todas las técnicas de relajación evocan un proceso fundamental para la curación y el crecimiento, proceso por el cual uno elimina todos los esfuerzos del día, se recupera y se abre al mundo. A este proceso se le llama «ciclo de renovación». Es un proceso cíclico. Cada vez que hacemos una pausa y suspiramos, disfrutamos de un momento de relajación y renovación.

En tu respiración está tu libertad del pasado
y del futuro, y tu capacidad de estar aquí ahora.

ARI ZANDIEH

El estado de relajación es el estado atencional de mantener la focalización pasiva simple. Es decir, es el momento en que el cerebro pone atención en relajarse, por muy paradójico que pueda parecer, porque nunca podrá hacerlo si tiene el foco en otros pensamientos distrayentes. Existen nueve estados de relajación que permiten que esta se produzca, y son los siguientes:

1. Somnolencia: sentirse adormecido, somnoliento.
2. Desconexión: sentirse distante, alejado, indiferente.
3. Relajación física: sentirse físicamente flácido, caliente y pesado.
4. Silencio mental: la mente permanece en silencio, tranquila y libre de pensamiento.
5. Relajación mental: sentirse a gusto, en paz.
6. Fortaleza y conciencia: sentirse con energía, seguridad, concentración, claro y consciente.
7. Gozo: sentirse feliz, contento; disfrutar.

8. Amor y agradecimiento: sentir amor y, en general, agradecimiento hacia los demás.
9. Devoción-espiritualidad: sentirse espiritual, reverente, devoto.

Diferentes técnicas de relajación generan diferentes estados de relajación. Nuestro objetivo será conseguir un estado somnoliento, que podrá ir acompañado de otros estados que nos permitan alcanzar una mayor relajación. Es importante saber cómo se nos manifiesta la ansiedad a cada uno y qué estado queremos lograr mediante la relajación. Generalmente, las dificultades para dormir se deben a estas manifestaciones de la ansiedad en nuestro cuerpo, que pueden observarse sobre todo en tres ámbitos: muscular, autonómico y cognitivo. Vamos a verlos detalladamente.

TENSIÓN MUSCULAR

Algunas personas llegan a la noche muy cargadas físicamente debido a la tensión muscular que van acumulando durante el día: apretamos en exceso la mandíbula o la lengua al paladar, o fruncimos el entrecejo, o tensamos los hombros. A su vez, muchas de estas conductas acaban generando una tensión muscular que puede desencadenar migrañas, cefaleas o contracturas musculares de distinta consideración.

Céntrate en el momento presente: ¿tienes algún músculo de la cara o el cuerpo en tensión? Si estás sentado, ¿tienes todo el cuerpo en reposo? Cierra los ojos y haz un recorrido por las distintas partes del cuerpo para analizar si estás acumulando tensión en alguna de ellas. ¿Sientes dolor o molestias por ello?

La tensión acumulada a lo largo del día puede provocarnos malestar al final de la jornada. Muchas personas explican que por la noche, pese a que están muy cansadas físicamente, no pueden conciliar el sueño. También los dolores musculares o reumáticos pueden afectarles a la hora de ir a la cama.

Es muy importante que entendamos que el exceso de tensión acumulada en el momento de acostarnos dificulta la conciliación del sueño. A todos nos ha ocurrido en alguna ocasión que al meternos en la cama muy cansados, ese cansancio físico y la tensión muscular acumulada no nos han ayudado a dormir bien.

Para que podamos entrar en el sueño con facilidad necesitamos una desconexión física y mental.

Si estamos en tensión no conciliaremos el sueño. Así, o bien relajamos el cuerpo antes de meternos en la cama o bien, puestos a pedir, no dejamos que se acumule la ansiedad en él durante el día. Para ello es recomendable hacer pequeñas paradas o descansos a lo largo de la jornada para ir liberando ese cúmulo de tensión y prevenir la tensión muscular al llegar la noche.

Siempre vale más prevenir que curar. De eso se trata. Cuando por la noche nos sentimos muy cargados de tensión o con contracturas musculares, quizá nos hará falta tomar medicación como único remedio para calmar el dolor. En cambio, ir previniendo esa tensión mediante ejercicios durante el día nos permitirá llegar a la noche con unos niveles de tensión más bajos que tal vez sí calmaremos con solo realizar unos ejercicios antes de acostarnos.

Cuando hablamos de la tensión muscular, el ejercicio más recomendable es la relajación progresiva de Jacobson, un ejercicio de tensión-distensión de los distintos músculos del cuerpo que nos ayudará a relajar aquellos en los que tenemos más tendencia a acumular la tensión.

Igualmente, hacer estiramientos musculares a diario o practicar yoga, pilates o alguna otra disciplina deportiva de forma regular puede ser muy beneficioso para mantener el cuerpo alejado de las consecuencias negativas de la ansiedad en la musculatura.

El deporte es bueno para conseguir no solo la relajación física, sino también la mental. En el caso de los no deportistas, es esencial intentar andar entre 30 y 45 minutos cada día.

LA RESPIRACIÓN (EL SISTEMA NERVIOSO AUTÓNOMO)

Otra de las manifestaciones de la ansiedad la encontramos en el sistema nervioso autónomo de nuestro cuerpo. El sistema nervioso autónomo es el que controla las funciones involuntarias del cuerpo, como la respiración, los latidos del corazón, la sudoración, la digestión, etcétera.

Todos hemos experimentado taquicardia y sudoración

cuando hemos estado más ansiosos o preocupados por algo. Esto es porque con la ansiedad la frecuencia respiratoria se acelera, es decir, respiramos más deprisa y por lo tanto menos profundamente. Al inspirar obtenemos oxígeno del aire y lo liberamos al torrente sanguíneo. El corazón es el encargado de bombear la sangre que transporta el oxígeno, así como otros nutrientes, a todo el cuerpo. Así pues, la frecuencia respiratoria y cardiaca trabajan en estrecha colaboración en lo que llamamos «sistema cardiorrespiratorio».

Si respiramos rápido el corazón se verá forzado a bombear a toda velocidad para poder enviar el oxígeno por todo el cuerpo. De ahí que, cuando sufrimos ansiedad, la sensación de ahogo y la taquicardia vengan de la mano.

Detén un momento la lectura y analiza tu respiración. Pon una mano encima de tus pulmones y la otra encima del abdomen y observa cómo respiras. Nota cómo el aire entra por la nariz (o la boca), llega a los pulmones y sale nuevamente por la nariz (o la boca). ¿Sientes que tu respiración es pausada, lenta y profunda o, por el contrario, es superficial y rápida?

Respiramos unas veinte mil veces al día, de manera automática, ya que no siempre estamos pensando en respirar. Al hacerlo inconscientemente no aprovechamos todo el potencial de la respiración. En general solo utilizamos el 30 % de nuestra capacidad respiratoria, porque en vez de expandir los pulmones y llenarlos de aire, lo hacemos de manera parcial. La capacidad respiratoria disminuye aún más cuando, según en qué situaciones, respiramos de forma más superficial todavía. Como consecuencia, nos falta vitalidad, nos duele la cabeza y aumenta la ansiedad, pero el mayor inconveniente es que la carencia de oxígeno empobrece el funcionamiento de todo el organismo.

De todas las funciones que desempeña el sistema autónomo de nuestro cuerpo, la respiración es la única que tenemos la posibilidad de controlar. Como sabemos que la respiración está vinculada a la frecuencia cardiaca, podemos controlar la segunda a través de la primera.

Saber respirar bien e introducir el control de la respiración en nuestro día a día como una rutina aumenta la capacidad de concentración y la memoria, la autoconciencia mental y física, combate la ansiedad y el insomnio, y ayuda a conseguir serenidad, equilibrio emocional y fortaleza física.

La respiración es el vínculo entre la mente y el cuerpo. En tanto que el acto de respirar es una acción física, el efecto es dar calma, lucidez y tranquilidad a la mente.

INDRA DEVI

Una respiración consciente, profunda, pausada y adecuada a cada momento repercute beneficiosamente en nuestra salud, pues facilita la oxigenación de las células y del cerebro, regula el ritmo cardiaco y la presión arterial y favorece la circulación y la digestión. Además, actúa sobre nuestro organismo de forma similar a los tranquilizantes o ansiolíticos, activando la producción de sustancias (serotonina, dopamina y endorfina) que producen una agradable sensación de relajación y tranquilidad. Saber controlar de forma correcta la respiración es una manera sencilla de reducir la ansiedad sin tener que recurrir a los fármacos y evitando así sus terribles efectos secundarios.

Recordemos que el objetivo de la respiración es conseguir la relajación, la calma y la conciencia del ahora. Si mientras estamos respirando nos imponemos presión para descansar, será muy difícil que nos relajemos y nos durmamos.

Si respiro profunda y conscientemente
conseguiré relajarme, y si me relajo, será más fácil
que el sueño aparezca con naturalidad.
Este es el proceso.

Prueba a realizar la respiración consciente. Coge aire por la nariz, siendo consciente del recorrido que hace el aire desde la nariz hasta los pulmones y el diafragma. Retén el aire dentro de los pulmones unos segundos y a continuación expúlsalo lentamente por la boca. Recuerda que al expulsar el aire por la boca puedes controlar no solo la cantidad de aire que vas soltando, sino también la fuerza con la que lo haces. Debemos conseguir que esta respiración sea cada vez más lenta.

Puedes ayudarte contando mentalmente los segundos que tardas en coger aire y luego en mantenerlo y expulsarlo. La técnica 4-7-8 es muy útil: cuatro segundos para inspirar, siete segundos para mantener el aire y ocho segundos para expulsarlo.

Ten presente que la respiración no es mejor solo por ser más profunda; la respiración es mejor cuando la hacemos nuestra. La respiración debe relajarnos, y esa relajación contribuirá a que estemos más predispuestos a dormir bien.

EL «RUIDO» COGNITIVO

Igualmente ocurre a nivel cognitivo. Cuando nos acostamos ansiosos, nos cuesta mucho «desconectar» la mente.

Estar ansiosos durante el día hace que acumulemos pequeños estados de ansiedad que al llegar la noche, cuando necesitamos desconectar la mente para entrar en el sueño, impiden al cerebro ordenar esta desconexión, y por lo tanto nos cuesta iniciar el sueño o volvernos a dormir en caso de habernos despertado a media noche. Al meternos en la cama aparecen de forma repetitiva en nuestra mente pensamientos invasivos que no podemos evitar.

Aquellas personas que tienen tendencia a preocuparse en exceso es bueno que se reserven un tiempo dedicado a la preocupación. Será el único momento del día en que realmente podrán aparecer esos pensamientos y preocuparse. Entonces tendrán a mano papel y lápiz y apuntarán todas aquellas preocupaciones que invaden su mente para poder cambiarlas, si es posible, por otras más favorables.

Date un tiempo diario para las preocupaciones.

Pero ¿y si aparecen ciertas preocupaciones fuera de ese momento, por ejemplo al acostarnos? En este caso, o si nos despertamos en plena noche y no podemos desconectar la mente, realizaremos ejercicios de parada de pensamiento y distraeremos nuestra atención.

Cuando te asalte un pensamiento invasivo estando en la cama, o en algún otro lugar en el que no quieras preocuparte, di una palabra de frenada: «¡Stop!» o «¡Fin!» o «¡Para!», la que prefieras. Esto sirve para poner freno a la mente cuando nos hablamos mal, o nos preocupamos por algo que no tiene solución o llevamos rato dándole vueltas al mismo pensamiento reiterativo sin salida.

Luego es preciso buscar alguna actividad que distraiga al cerebro y evite el regreso a aquel pensamiento irracional, negativo, hiriente y sinsentido. La actividad que escojamos debe requerir esfuerzo cognitivo, es decir, no debe ser fácil para el cerebro, porque, si no, rápidamente se irá otra vez a ese pensamiento. Debemos exigirle un esfuerzo para mantenerlo «atareado» en aquella actividad que sí nos interesa por ser más beneficiosa emocionalmente.

¿Qué actividades podemos hacer? Contar de cien a cero de tres en tres, intentar visualizar un paisaje conocido lo más exactamente posible, conseguir sensaciones térmicas en nuestra mano. Si con ellas no conseguimos desconectar, es mejor levantarse de la cama y hacerlas en el sofá o en un sillón fuera de la habitación.

Un ejercicio muy sencillo para distraer la mente cuando aparece un pensamiento repetitivo es el del movimiento ocular. Cierra los ojos y gíralos hacia la derecha. Haz una pequeña presión, como si quisieras tocarte la sien con la pupila, cuenta hasta tres y vuelve a dejarlos en el centro. Después mueve los ojos a la izquierda y haz también esa pequeña fuerza hacia la sien. Verás que si cuando ejerces la presión, tanto en el lado izquierdo como en el derecho, quieres pensar en algo, no podrás. En este momento el cerebro queda «bloqueado». Puedes repetir el ejercicio unas tres veces y parar un ratito para que la presión no te provoque dolor de cabeza. Si al cabo de un rato vuelve a aparecer el pensamiento, repítelo de nuevo.

Estos ejercicios son útiles para disminuir ese alboroto mental durante la noche, pero el objetivo es reducir la ansiedad durante el día. Porque si tenemos ansiedad al acostarnos, es porque se ha generado durante la jornada, y siempre debemos tratar la causa, no el síntoma. Es como querer tomar un ansiolítico antes de meterse en la cama después de haber acumulado un montón de estrés a lo largo del día; en estas circunstancias, la medicación poco puede ayudarnos. Es mejor no llegar a la noche con tanta ansiedad.

Como hemos dicho, cuando estamos ansiosos nuestra mente está excitada y llena de pensamientos. Eso nos resta capacidad para concentrarnos y mantener la atención, pues la mente está llena de «ruido» innecesario, y los pensamientos van saltando unos detrás de otros sin ningún orden ni sentido. Se presentan como una verborrea mental.

Por lo tanto, es importante ser conscientes de nuestros pensamientos, ya que estos influyen no solo en cómo vivimos el día sino también en cómo llegamos al momento del sueño.

Muchos de los miles de pensamientos
que tenemos generan emociones
que afectan a nuestro sueño.

Por lo general, estos pensamientos tienden a centrarse en lo negativo, aunque lo negativo sean asuntos insignificantes, y así van surgiendo otros pensamientos en la misma línea. Se nos olvidan cosas importantes o tenemos despistes constantemente. A todos nos ha ocurrido haber ido al súper a comprar algo y llegar a casa con muchos otros productos y sin lo que habíamos ido a buscar. O conectar el móvil con una intención concreta, encontrar un mensaje nuevo y olvidarnos de hacer lo que necesitábamos. Estas son las cosas que nos pasan cuando estamos ansiosos, nuestro cerebro no se centra en lo importante y se deja llevar por lo inminente.

Como hemos visto, la mayoría de las veces, cuando se centra, el cerebro suele hacerlo en el pasado o en el futuro sin tener en consideración el ahora. Vivimos en un espacio temporal alejado del actual, anclados en el pasado o anticipando el futuro. Es por eso por lo que acabamos posponiendo aquellas cosas que nos ayudarían a estar mejor y más tranquilos, justamente porque creemos que en el momento presente no podemos dedicarnos a ello porque tenemos mucho que hacer. Es el famoso «no tengo tiempo». Pensamos en el fin de semana, o las vacaciones o cuando disminuya el trabajo o cuando nos jubilemos para realizar aquellas actividades que nos ayudarían a no estar tan ansiosos en este momento, como practicar un deporte, leer, meditar, quedar con algún amigo, comer mejor, descansar bien, reducir la carga de trabajo...

Vivir el presente no quiere decir no pensar en el futuro, sino ver qué podemos hacer hoy para mejorar el mañana. Por ejemplo: ¿qué estás haciendo hoy para tener una mejor salud en el futuro?, o ¿qué estás haciendo hoy para mejorar tu calidad de vida o tener más tiempo para ti o tu familia en el futuro? Siempre puedes hacer algo hoy.

¿CÓMO FRENAR ESTOS PENSAMIENTOS DURANTE EL DÍA Y SOBRE TODO A LA HORA DE ACOSTARSE?

Paso 1

Nuestros pensamientos son muy valiosos y nos dan mucha información sobre situaciones que no estamos manejando bien. Si los escuchamos nos darán las claves de qué podemos cambiar para que disminuyan o desaparezcan.

> Primero escucha, después acepta
> y, si puedes, cambia.

Muchas veces primero sentimos la manifestación (presión en el pecho, ahogo, sudoración...). Es justo entonces cuando debemos parar y pensar cuál ha sido nuestro último pensamiento. ¿Cuál ha sido el pensamiento que ha aparecido en tu mente como un mono y te ha generado esa sensación física?

Intenta anotar todos los pensamientos que te generan ansiedad. Verás que la mayoría de las veces se repiten. Por eso debes aprender a modificarlos o sustituirlos por otros más positivos o constructivos. Evita utilizar distorsiones cognitivas, identifícalas y modifícalas. Con el tiempo esos pensamientos vendrán acompañados de forma automática de los pensamientos más constructivos, hasta que con el tiempo los negativos desaparecerán y únicamente aparecerán los constructivos.

Paso 2

Evita pensar en la cama. Dale a la mente la oportunidad de tener esos pensamientos en otro momento del día, fuera de la cama. Muchas veces llevamos un ritmo de vida muy agitado, en el que estamos constantemente ocupados. La mente está siempre pasando de pensar una cosa a pensar otra, muchas veces de forma autónoma. Durante el día no paramos, y el único momento en que parece que queremos desconectar la mente es cuando vamos a la cama. Entonces dejamos que aparezcan esos pensamientos. Esto es un error. Hemos de reservarnos durante el día pequeños momentos o espacios «para pensar», o mejor «para no pensar». Dejemos fluir los pensamientos, dejemos que vengan, mirémoslos sin juzgar y escuchemos qué quieren transmitirnos.

Puedes programarte unos minutos al día para llevar a cabo la relajación mental. Incluso ayudarte de ejercicios de visualización o mindfulness. Centrarse en el ahora y vivir el presente es necesario para frenar esa mente que siempre está activa y yendo de un pensamiento a otro sin parar.

Paso 3

Estamos más pendientes de lo que ocurre a nuestro alrededor que de lo que sucede en nosotros mismos. ¿Estamos obligados a seguir como marionetas el ritmo que nos marca la sociedad? Si lo seguimos que sea porque nos hace sentir bien o nos satisface en ciertos aspectos, pero si en realidad no estamos a gusto y no queremos llevar ese ritmo de vida, ¿por qué no lo cambiamos? Son muchas las personas que, gozando de puestos de trabajo de responsabilidad con buenos salarios pero que les desgastaban la calidad de vida, han hecho cambios drásticos para mejorar los aspectos de su vida que consideraban prioritarios. Nos fijamos demasiado en el entorno, en lo que está fuera de nosotros, y muchas veces nos olvidamos de lo que tenemos dentro.

> Cuídate: haz cambios primero en ti,
> y mejorará tu entorno.

¿Cuánto hace que no te hablas? ¿Cuánto hace que no te paras a pensar si realmente eres feliz con tu estilo de vida? ¿Qué te gustaría modificar? Y lo más importante: ¿qué puedes hacer hoy para cambiarlo? ¿Qué está en tus manos hacer para lograrlo?

Un ejercicio muy interesante es dedicarse un tiempo a uno mismo para hablarse. Basta con reservarse 10 minutos al día, durante los cuales podemos pensar en nuestra vida y en cómo queremos que sea, incluso en una serie de pequeños objetivos o conductas progresivos para conseguirlo.

Paso 4

> Establece tus prioridades en la vida.

¿Por qué nos preocupamos de cosas que en el fondo no tienen tanta importancia? A veces sufrir una dolorosa enfermedad, un accidente grave o la pérdida de un ser querido hace que las personas se replanteen su vida. Saber que somos tan vulnerables nos hace abrir los ojos y nos da que pensar. ¿Esto que me está preocupando es de verdad importante?

Prueba el siguiente ejercicio: dibuja una escalera con seis o siete peldaños y a ti en el peldaño más alto; luego anota en cada peldaño una de tus prioridades en la vida: la salud, la familia, el dinero, el trabajo, el tiempo libre… Procura explicar de la forma más concreta posible por qué has escogido estas prioridades y en qué grado las tienes colmadas en tu vida. A partir de ahí, cuando te aparezca un pensamiento recurrente podrás situarlo en la escalera y sabrás si realmente vale la pena dedicarle tanto tiempo a esa preocupación.

Paso 5

No existe sentimiento más valioso y que aporte más bienestar que la gratitud. ¿Por qué siempre nos centramos en aquellas cosas que no tenemos? ¿Por qué pasamos la vida intentando conseguir lo que los demás tienen y nosotros no? ¿Por qué no valoramos en cambio lo que tenemos?

Si antes hemos establecido nuestras prioridades, sabremos que muchas de estas las tenemos cubiertas. Salud, familia, cariño, comprensión, compañía, un techo, agua caliente, comida diaria… No obstante, seguramente la vida nos ha sorprendido con algún que otro revés. Pero hay que aceptar que esto es la vida, un baile de cosas buenas y otras no tanto. Y estar satisfecho con lo que uno tiene y buscar el equilibrio entre cubrir necesidades y sentirse bien. Las cosas que más felices pueden hacernos acostumbran a ser las más sencillas, que no requieren gran cantidad de dinero. Las cosas importantes no son caras. No queramos vivir de las apariencias, y busquemos en nuestro interior aquello que nos hace felices. No sirve de nada intentar llenar vacíos con objetos materiales para buscar la felicidad, y mucho menos para conseguir la aprobación de los demás. Podemos compararnos con aquellas personas que son referentes no por lo que tienen sino por lo que hacen y aportan a los demás. Y alegrarnos de los logros ajenos, sin ser avariciosos ni envidiosos, pues estos sentimientos solo aportan malestar.

Dar las gracias cada día es esencial. Para ello, te propongo que por la noche, antes de dormirte, elijas tres cosas por las que dar gracias. La sensación tan buena que transmite la gratitud ayuda a relajar la mente y el cuerpo, te hará estar bien contigo mismo, y eso te predispondrá al sueño. Por otro lado, evita caer en la resignación o el conformismo, dirige y controla tu vida, buscando aquello que te hace estar a gusto contigo mismo. Por eso al día siguiente, al despertar, debes dedicar unos minutos a establecer tres metas u objetivos para el día que empieza. Recuerda tus prioridades y márcate unos objetivos que sean realistas y que te ayuden a conseguir el reto de vivir esa vida de descanso que realmente quieres.

Paso 6

Lo adelantábamos en el capítulo anterior: cada uno puede ser su mejor amigo o su peor enemigo. Depende de nosotros mismos ser lo uno o lo otro, de cómo nos tratemos, de cómo nos hablemos. Sabemos que la manera en que nos tratamos determina cómo nos sentimos.

Imagina que en el trabajo tienes una persona tóxica que siempre te está diciendo lo mal que lo haces, lo poco que vales y que de nada te servirá esforzarte porque no podrás hacerlo mejor. Ves que te trata mal y que no le importas en absoluto, ni siquiera te pregunta cómo estás. No te felicita por tus logros, pero cuando cometes el más pequeño error enseguida te lo recrimina. ¿Y si esta persona al salir del trabajo te siguiera a casa, al gimnasio o incluso a pasar el fin de semana contigo? Sí, imagina que la tuvieras pegada a ti las veinticuatro horas del día. Imagina que esa persona fueras tú. Tú eres el único que estás todo el día contigo, así que trátate bien, cuídate y, sobre todo, respétate. Seguramente no le permitirías a otra persona que te hablara o te tratara como muchas veces te hablas o te tratas tú.

No deberíamos tampoco exigirnos más de lo necesario. Muchas veces nos exigimos más incluso que nuestro jefe o nuestra pareja. Deberíamos permitirnos tener fallos y pensar más en nosotros. No tenemos que demostrar nada a nadie.

Acéptate tal como eres. No eres ni mejor ni peor que nadie. Todos somos especiales, diferentes. Y en eso radica nuestro valor como personas. Somos únicos. ¿Has pensado cuánto vale una obra de arte única? Pues eso, o más, vales tú.

Un fantástico ejercicio es elaborar una lista de las características que creemos que nos definen y darles un valor. Unas serán tus virtudes (o fortalezas) y otras serán tus defectos (o debilidades). A continuación, pregunta a las personas de tu entorno cómo te definirían y qué capacidades, virtudes y defectos ven en ti. Deben ser lo más sinceras posible, sin que tengan miedo a que nos enfademos. Después compara ambas listas. De este modo tendrás una imagen más realista de ti y de cómo te ven las personas que te conocen. Te servirá para potenciar tus fortalezas y compensar tus debilidades. Y recuerda que, pese a todo, nuestras debilidades nos hacen una persona única.

Paso 7

Deberíamos decidir más sobre nuestra vida. Decidir no solo cómo queremos vivirla, sino también con quién queremos compartirla. Si no somos nosotros quienes nos tratamos mal, tampoco debería hacerlo nadie más. Deberíamos alejarnos de las personas tóxicas, de aquellas que nos consumen la energía, de las que no nos aportan nada; decidir a quién queremos tener cerca. Las personas con las que más tiempo pasamos —después de nosotros mismos— nos influyen, y nos afecta el modo en que nos tratan y nos hablan. Además, el efecto será mayor cuanto más estrecho sea nuestro vínculo emocional con ellas. Seguramente no nos afectará igual tener una discusión con nuestra pareja o hijo que con una vendedora del súper.

Rodéate de quien te aporte.
Aléjate de las personas tóxicas.

Ten en cuenta que no podemos controlar lo que los demás nos dicen o nos hacen, pero sí cómo dejamos que eso nos afecte. Permitir que permanezca a nuestro lado la persona que nos afecta negativamente es tomar una decisión: permitírselo. Siempre podemos hacer algo para cambiar la situación.

A modo de ejercicio, haz recuento una vez por semana del tiempo que has pasado con las distintas personas con las que sueles compartir tu vida. Toma conciencia de quién te quita más energía y quién te la repone. En cuanto tengas el recuento de varias semanas, valora si necesitas cambiar tus hábitos y empezar a distribuir mejor el tiempo. Resérvate un rato para estar contigo mismo y reúnete con tus amigos de forma recurrente. Es importante formar una red social de apoyo con la que poder contar. Hablar de nuestras cosas con otras personas puede ayudarnos a descubrir puntos de vista que quizá no se nos habían ocurrido.

Paso 8

La mayoría de las personas insomnes dicen que ya han reducido, o incluso eliminado, la toma a partir de la hora de comer de sustancias que puedan activarlas, como café, té o cacao. El problema es que existen otros estimulantes que nos activan mucho más, y que son la medicación o los fármacos, las preocupaciones y el trabajo. Ya hemos hablado de los fármacos y de las preocupaciones, así que vamos a centrarnos en el trabajo, que puede ser el hiperactivador más importante.

Hablamos de sustancias tóxicas cuando nos referimos a aquellas sustancias que pueden llegar a generar adicción. El trabajo es una de las conductas más adictivas que puede haber, sobre todo cuando uno es su propio jefe. Muchas veces por devoción, otras por obligación. Así que debemos saber controlar la dedicación al trabajo y ponerle límites. De la misma manera que nos marcamos una hora a partir de la cual dejar de tomar café o cacao, deberíamos tener una hora para dejar de pensar en el trabajo.

¿Cuántas horas destinamos al trabajo? Y no se trata solamente de las horas de oficina, sino también de las llamadas de teléfono al llegar a casa o los fines de semana, los ratos empleados en revisar el correo o consultar las novedades sobre el tema, o las tardes que pasamos con compañeros del trabajo hablando sobre el trabajo. ¿Cuánto tiempo dedicamos «mentalmente» al trabajo? ¿Es eso lo que queremos realmente? Así como necesitamos parar de hacer deporte para descansar los músculos, necesitamos «desconectar del trabajo» para descansar la mente. Más horas no quiere decir más productividad.

Pensemos en un hámster dando vueltas dentro de su rueda. Cuanto más le dé a la rueda, más rápido rodará y más difícil será bajar de ella. Lo mismo ocurre con el trabajo. Cuanto más trabajamos, más trabajo generamos, más pensamientos alrededor de ello y más activación del cerebro. El cerebro debe parar, debe descansar del trabajo. Así que acordémonos de bajar de la rueda de vez en cuando.

Muchas veces, un tiempo más corto
pero más enfocado es más productivo.
Parar y desconectar te ayudará
a rendir mejor.

Deja en tu mesilla de noche una libreta y un boli. Cuando al meterte en la cama, al intentar dormirte o al despertarte a media noche tengas algún pensamiento sobre el trabajo, una idea o una solución para un asunto que te preocupa, anótalo en la libreta para «trabajarlo» al día siguiente. De este modo te quitarás la idea de la cabeza y permitirás que la mente se relaje para poder conciliar mejor el sueño.

CUANDO LO QUE GENERA ANSIEDAD ES EL NO DORMIR

¿Y qué pasa cuando el mayor factor estresante es el hecho de no poder dormir? Uno de los riesgos que entraña empezar a dormir mal es que broten unos pensamientos sobre el sueño, el insomnio y sus consecuencias que acaben generando precisamente la ansiedad que no deja dormir. Es lo que llamamos el «círculo vicioso del insomnio».

Mucha gente considera que en su vida no tiene más problemas que el no poder dormir. Están convencidos de que si mejoran el sueño, mejorará todo lo demás, puesto que el sueño se ha convertido en el elemento que más ansiedad les provoca, tanto de día como de noche.

El caso de Alberto

Alberto lleva unos meses durmiendo fatal. Aunque hace años que no duerme muy bien, lo iba trampeando, hasta que en los últimos meses su problema de sueño se ha vuelto insoportable. El no dormir le está afectando a casi todas las áreas de su vida: el trabajo, la relación de pareja, la vida social, la salud… Comenta que durante el día se siente cansado, un poco apático y sin vitalidad. En el trabajo le cuesta concentrarse y centrar la atención, y a menudo se da cuenta de que se le olvidan cosas importantes. Le falta la creatividad que solía tener y no es tan eficiente, ya que lo que antes hacía en pocas horas ahora le lleva casi todo el día. Ha cambiado sus hábitos, no le apetece hacer deporte porque al sentirse cansado no tiene fuerzas para ir al gimnasio a cansarse aún más. Recuerda que antes entrenaba cuatro veces por semana y le iba muy bien, pues llegaba a la noche fatigado y eso le ayudaba a dormir mejor. Ahora aunque esté agotado le cuesta mucho conciliar el sueño. Sin embargo, esto no es lo peor. Lo peor viene al llegar a casa, cuando se acerca la noche y se pone a pensar: «A ver cómo dormiré hoy. Esta noche necesito descansar porque llevo varios días sin dormir apenas, y si no duermo, mañana estaré peor». Empieza a hacer sus rutinas, aplicando los consejos que ha leído sobre lo que debe y no debe hacer por la noche —respecto a la comida, el uso del móvil, la temperatura de la habitación—, y se acuesta a la hora establecida. Ha pensado en adelantar la hora de ir a la cama porque, como le cuesta más de una hora dormirse, así podrá dormir las ocho horas necesarias para estar bien al día siguiente. Cuando se mete en la cama está tan pendiente de que le venga el sueño que su cerebro está muy activo. Intenta cerrar los ojos y relajarse, pero por su cabeza solo aparecen pensamientos «inútiles» que aún lo ponen más nervioso. «Respira, relájate, duerme...». Esto se repite en vano, porque cuanto más quiere forzar el sueño, menos aparece este. Mira el reloj y ve que lleva 30 minutos acostado sin dormirse. «Bueno, todavía es pronto, al menos aquí en la cama descanso», y sigue con la respiración y los ejercicios para relajarse. No entiende cómo esto de la respiración puede ayudar a relajarse, él solo oye los ruidos de los vecinos, y el ruido de su respiración aún le inquieta más. Menos mal que ya no duerme con su pareja. Hace unas semanas decidieron tener cada uno su cama, así él seguramente dormiría mejor, ya que la respiración y los movimientos de ella también le impedían descansar.

Vuelve a mirar el reloj y ya ha pasado una hora, y continúa tan despierto como al principio. «¿Qué puedo hacer? Nada, otra noche sin descansar. Ahora ya debería dormirme para que no me falten horas de sueño y despertarme fresco por la mañana. Ahora recuerdo que mañana me esperan un par de cosas importantes que requieren que esté bien descansado. Lo tengo todo preparado, ¿no?». En la cama le da tiempo de repasar mentalmente las tareas del día siguiente y de recordar lo que le ha ocurrido hoy. Entonces se lamenta porque ya le está dando vueltas a la cabeza en lugar de centrarse en descansar. Y así, pensando en eso, mira el reloj otra vez, y ya son 90 los minutos que lleva en la cama sin dormirse. «¡Bufff!

¿Qué hago? ¿Me levanto, me quedo en la cama? Seguro que si me levanto me activaré más; voy a quedarme e intentar dormir…». Pero su mente está cada vez más despierta y se entrega al discurso interno de lo mal que va a estar al día siguiente, de lo difícil que es dormir bien y de que sin duda hay algo interno que le impide dormir bien. Al final se levanta, va al baño, va a la cocina, bebe agua y vuelve a la cama. No se acuerda de cuándo se durmió, pero se despierta de golpe y mira el reloj: «¡Vaya, si solo son las tres! ¡Madre mía! ¡Si no habré dormido ni dos horas! Y ahora será imposible volver a dormirme. Me quedan solo cuatro horas para levantarme y está claro que no conseguiré dormirme rápido. Volvamos a la respiración, no pensar en nada…». Tictac, tictac… Pasan 30 minutos, 50 minutos, y Alberto va pensando: «Me quedan tres horas y media; me quedan tres horas y diez minutos… Fatal, mañana estaré fatal». En ese momento se acuerda de miles de cosas que le han sucedido en la vida, de lo que le espera en el futuro y de la desgracia que tiene de no poder dormir, de cómo le afectará eso a su salud.

Por la mañana se despierta con la sensación de no haber descansado y solo ver a su mujer en la cocina le dice: «He dormido fatal, otra noche dando vueltas en la cama sin parar. Vaya día me espera». Lo mismo les cuenta a sus compañeros de trabajo, que nada más verle la cara ya saben que ha pasado «otra noche de las suyas». Sus compañeros han aprendido que esos días es mejor no decirle nada hasta media mañana, por lo menos. «Qué poco me entienden. Nadie sabe por lo que estoy pasando, ni siquiera mi mujer. Yo solo pido poder dormir bien un par o tres de días, recuperar mi sueño. Mira, aunque sea solo un día; cerrar los ojos al meterme en la cama y abrirlos ocho horas después, levantarme descansado y con energía. ¿Acaso es pedir mucho?».

El caso de Alberto es muy común. Los insomnes acaban generando ansiedad por el propio hecho de no poder dormir, y este se convierte en el único problema o preocupación excesiva que tienen.

Si te identificas con Alberto, lo primero que debes hacer es romper el círculo vicioso del insomnio. Recuerda que cuando una situación la experimentamos como estresante o peligrosa, sea real o no, nuestro cuerpo reacciona a ella activando el sistema de ataque-huida. Eso mismo ocurre cuando por la noche no podemos dormir y empezamos a pensar que si no dormimos lo suficiente nuestro cuerpo enfermará. Estamos identificando el no dormir bien como un peligro para el bienestar y la salud.

El miedo a no dormir empieza incluso antes de ir a la cama. Como hemos visto, Alberto anticipa el peligro antes de que llegue la noche. Ese pensamiento ya lo pone en alerta e interfiere en la relajación necesaria para conciliar el sueño. El temor a no dormir va en aumento cuando se acuesta, y a medida que avanza la noche, el hecho de pensar en las pocas horas de sueño que tendrá y lo mal que va a estar al día siguiente solo hace que generar emociones negativas y alimentar el problema, lo cual dificulta aún más conciliar el sueño.

Vivir el momento de ir a la cama como una situación desagradable puede generar ansiedad, rabia, impotencia, falta de control e incluso depresión. Llegados a este punto, ¿cómo podemos cambiar esos pensamientos?

Paso 1

En primer lugar, debes relativizar el hecho de dormir mal. Ya hemos visto que lo que genera el estado de alerta no es una situación determinada, sino el modo en que la vivimos. Pensar que por no dormir suficiente vas a sentirte mal e incluso podrías llegar a enfermar te creará ansiedad. En cambio, decirte que no pasa nada por tener una mala noche, que después de una mala noche viene otra mejor y que al final el cuerpo se regula y el sueño acaba apareciendo, tarde o temprano, te sacará de ese pensamiento alarmante. Debes tratar de ser capaz de decirle a tu mente: «Tranquila, si no quieres dormir hoy, no pasa nada, mañana dormirás mejor».

Es verdad que no dormir bien, a la larga, puede llegar a enfermarnos, pero no conviene pensar en eso si queremos dormir. No dormir tiene consecuencias negativas en nosotros, con todo, anticiparlas o estar pendientes de este pensamiento no nos dejará dormir. Es un círculo vicioso y hay que romperlo. ¿Cómo podemos cambiar este pensamiento cuando estamos en la cama y no conciliamos el sueño? Del mismo modo que cuando nos viene un pensamiento negativo: dejándolo pasar. Dejemos que fluya e intentemos centrarnos en otra idea. Hemos dicho que la mente no puede pensar en dos cosas a la vez, así que si la forzamos a pensar en algo que nos genera emociones positivas, no irá a ese pensamiento tan desagradable.

Los ejercicios de visualización o de parada de pensamiento que hemos explicado antes pueden ayudarte. Recuerda que el objetivo es no generar ansiedad en la cama. Es por eso por lo que no debemos pensar en las consecuencias negativas del mal dormir.

Cuando una persona que duerme bien, al acostarse, se dice: «Mañana tengo hacer esto y aquello», no piensa en que primero ha de pasar una noche entera. En cambio, las personas insomnes, como Alberto, temen la noche. La noche se hace muy larga esperando el día siguiente. Por eso cuando una persona que no duerme bien, al meterse en la cama, piensa: «A ver cómo dormiré hoy», se pasa la noche mirando el reloj y lo primero que hace al despertarse es hablar del sueño con su pareja y sus compañeros de trabajo. Su sueño ya forma parte de casi todo su día.

Paso 2

No hables de sueño con nadie de tu entorno. No «gastes» el día hablando de lo mal que duermes. Aprovecha la jornada haciendo planes para disfrutar de la vida. Cambia el centro de atención, ponlo en las relaciones, la familia, los hobbies.

Por otro lado, es bueno reflexionar sobre si hablar del

sueño nos aporta un refuerzo secundario en muchos aspectos. Es decir, si hablar de forma libre de nuestro sueño, liberarnos de la carga de la intimidad, nos sirve como elemento terapéutico. Atraer la atención de los que nos rodean es uno de ellos, como veremos más adelante.

Tras pasar una mala noche, al levantarnos de la cama deberíamos olvidarla, borrarla de nuestra mente, y empezar el nuevo día preparándonos para disfrutar de él y así llegar mejor a la noche.

Cuanto más hablamos de nuestros problemas
y nuestros miedos, más vida les damos.

EVINDA LEPINS

Paso 3

No dejes que el sueño controle tu vida. Esto será una lucha entre el sueño y tú. Cuanto peor se duerme, menos ganas se tienen de hacer cosas, de planificar, de ponerse en marcha. Nos da miedo realizar cambios en nuestra rutina por si nuestro sueño se ve aún más alterado. Por eso es aconsejable no cambiar de planes ni dejar de hacer cosas por la falta de sueño. Sal de fin de semana con la pareja, ve a cenar con los amigos o participa en un congreso de trabajo sin preocuparte por dónde ni cuándo ni cómo vas a dormir.

El caso de Mireia

Mireia, de treinta y siete años, dormía mal desde hacía algunos años. Su pareja quería tener un hijo, cosa que a ella también le hubiera gustado, pero como no estaba durmiendo bien creía que no era un «buen momento» para quedarse embarazada. Anticipaba que con el embarazo, y después con el bebé, su sueño aún iría a peor.

¿Puede el sueño controlar nuestra vida? ¿O debe ser, por el contrario, un aliado para poder disfrutar de ella? No centremos nuestra vida en el sueño. El sueño es esencial para la vida, nos ayuda a vivir mejor. Dormimos para estar bien y disfrutar del día. No dejemos que el sueño interfiera en nuestra vida y, sobre todo, no renunciemos a hacer planes ni cambiemos nuestras decisiones por el sueño. Si disfrutamos nuestro día, nos proponemos actividades y tenemos muchos objetivos vitales en la mente, dejaremos menos espacio para pensar en el sueño y en lo mal que dormimos.

Paso 4

El sueño es una conducta que aparece de forma automática. Si le preguntamos a alguien que duerme bien qué hace para dormir, seguramente nos dirá: «Nada, cuando es la hora me voy a la cama y el sueño aparece solo». En efecto, no hay que hacer nada para dormir. Cuanto más queremos dormir y más nos esforzamos por buscar el sueño, menos aparece este. Si hay algo que realmente no podemos controlar, es el sueño.

Algunas personas, por su manera de ser, necesitan tener el control de lo que ocurre en su vida. Tenerlo todo organizado les da seguridad. Quieren manejar y dirigir el entorno y a las personas que las rodean. Las personas controladoras también quieren llegar a controlar su sueño, lo cual es imposible precisamente porque lo que quiere el sueño, en el momento de ir a la cama, es que no se piense en él. Por eso muchas personas se duermen mirando el televisor o leyendo o consultando el móvil, cuando tienen el cerebro despistado sin pensar que es hora de dormirse.

Cuanto más se busca el sueño, menos se encuentra.

Hacer cosas para dormirse es, de entrada, lo contrario de lo que deberíamos hacer. A muchas personas el simple hecho de saber que tienen que realizar los ejercicios de levantarse de la cama cuando no duermen, poner el despertador, seguir unos horarios o intentar relajarse con la respiración ya les genera ansiedad. En este caso, deben ser conscientes de que disponen de la información y solamente tienen que dejar que todo fluya. Si no nos relajamos, si no desconectamos de la presión de no dormir, si estamos solo pendientes del sueño, nada de lo que hagamos nos ayudará.

Paso 5

Sabemos que para relajar la mente y reducir la ansiedad lo mejor es aceptar lo que nos toca vivir y no empezar a darle vueltas. Con el sueño sucede exactamente lo mismo. Debemos aceptar que hay noches que no dormimos tan bien y, cuando pase esto, dejar que la noche fluya. No le echemos la culpa de todo lo que nos ocurre en la vida a la falta de sueño, y no convirtamos la noche y el insomnio en el aliado perfecto para victimizarnos y obtener un refuerzo secundario. ¿Nos prestan más atención cuando decimos que no dormimos bien? ¿Nos eximen de responsabilidades porque no hemos tenido una buena noche? ¿Podemos ausentarnos del trabajo varios días por un mal descanso? Deberíamos reflexionar.

No culpes al sueño de todos tus males.

El caso de Delia

Delia, una mujer de cincuenta y un años, llevaba mucho tiempo sin dormir bien. Estaba tomando mucha medicación para la ansiedad y el insomnio y, según ella, seguía sin dormir nada. Aunque hacía media jornada en el trabajo, por las tardes estaba muy cansada. Los resultados de una actimetría (prueba que evalúa los patrones de descanso) demostraron que tenía un sueño muy superficial, seguramente a causa de la medicación, y que solía despertarse varias veces cada hora. Su patrón de sueño no podía explicar su cansancio diurno, ya que dormía unas siete horas, aunque no seguidas, y pasaba más de nueve en la cama.

Por otro lado, casi no andaba, pues iba al trabajo en coche. La llevaba su marido porque ella se levantaba un poco «grogui» por la medicación y le faltaba seguridad para conducir. Trabajaba en una tienda, atendiendo al público, y cuando no había gente debía sentarse porque estaba agotada. Al salir de la tienda la recogía su marido y regresaban a casa. Entonces ella comía enseguida, sola, para poder ir a tumbarse en el sofá. No esperaba a su marido ni a sus hijos, que eran mayores pero iban a menudo a comer a su casa. Su marido, que tenía horario partido, era quien les hacía la comida. También se ocupaba de las tareas domésticas y, los sábados, que era el día que no trabajaba, iba a hacer la compra.

Delia, en cambio, pasaba las tardes en el sofá, cansada y con sensación de dolor en todo el cuerpo por no haber descansado bien. Había ido a muchos médicos y algún que otro especialista en sueño, pero era incapaz de seguir las recomendaciones. Se veía agotada y sin fuerzas para realizar ningún cambio que pudiera ayudarla a dormir mejor.

Estaba claro que Delia, sin ser consciente de ello, había generado un estilo de vida victimista y parasitario a lo largo de esos últimos años, una situación con la que ella no estaba satisfecha y que además le provocaba un malestar. Su marido decía que antes era muy vital, hacía deporte y le gustaba salir a bailar, pero que «por culpa del sueño» todo se acabó.

El problema no era el sueño, el problema estaba en el día. Saber que dormía unas siete horas ayudó a Delia a ver que realmente no todo lo que le ocurría era por un problema de sueño. Se había escudado tras el sueño para dejarse y abandonarse a ella y a su familia. Por otra parte, estaba teniendo un refuerzo positivo: más atención por parte de su marido y desatender las obligaciones domésticas y los hijos. ¿Por qué lo había hecho? Analizar su vida y las situaciones que podían haberla llevado hasta ahí fue esencial para pasar del victimismo a la responsabilidad y empezar a tomar medidas para cambiar no solo la medicación, sino también sus noches y sobre todo sus días.

Paso 6

«Tengo que dormir unas ocho horas seguidas para estar bien al día siguiente».

«Aunque no duerma, al menos en la cama descanso».

«Si sigo durmiendo así de mal, acabaré sufriendo alzhéimer».

«Llevo más de una semana sin dormir nada».

«Como no duerma bien, mañana estaré hecha polvo y no podré rendir en el trabajo».

«Esta noche tengo que dormir como sea».

Estos son solo algunos de los pensamientos irracionales que las personas que duermen mal acaban desarrollando. Puesto que nuestra interpretación de la realidad afectará a nuestra emoción, es preciso identificar este tipo de pensamientos sobre el sueño y analizar si son realistas. Los pensamientos irracionales no hacen más que agravar el problema y generar más ansiedad estando en cama.

Analiza qué pensamientos tienes sobre el sueño, cuáles son tus expectativas y qué consecuencias crees que te deparará no cumplirlas. Sustituir estos pensamientos irracionales por unos pensamientos más constructivos y realistas sobre el sueño es un paso esencial para poder no solo descargar de tensión la mente y el cuerpo, sino facilitar la entrada en el sueño de forma más natural.

Esperar quedarse dormido a los cinco minutos de meterse en la cama y no despertarse en ningún momento en toda la noche hasta que suene el despertador ocho horas después es tener unas expectativas, a cierta edad y en determinadas situaciones, totalmente irreales. No deberíamos obstinarnos en querer dormir sí o sí ocho horas. Quizá con siete horas de sueño de buena calidad es suficiente para estar y rendir bien al día siguiente. Igualmente, mantenernos activos y llevar una buena alimentación nos ayudará a sentirnos con más energía aunque no estemos descansando tan bien como nos gustaría. Llevar una vida sana puede prevenir también patologías graves y crónicas a pesar de que alguna noche no durmamos bien.

No se trata de negar la existencia de un problema de sueño ni de minimizar las consecuencias negativas del mal dormir. De lo que se trata es de generar unas creencias más realistas y no tan fatalistas. No debemos magnificar, ni generalizar, ni centrar la atención en el insomnio. Deberíamos escuchar nuestros pensamientos y modificarlos por otros más constructivos que nos ayuden a romper el círculo vicioso del insomnio, que no nos generen ansiedad y nos ayuden a dormir mejor.

Evitar las recaídas

Llegados a este punto, hemos de tomar la iniciativa. No es suficiente con leer un libro, ahora nos toca actuar. Debemos dejar atrás la actitud victimista, salir de la zona de confort y pasar a la acción. Si no cambiamos nada, nada cambiará ni en nosotros ni a nuestro alrededor. ¿Qué más necesitamos para ponernos manos a la obra y modificar nuestro descanso y nuestra vida?

Como hemos visto, hacer algo, actuar, es el primer paso para iniciar un proceso de cambio. Por pequeños que sean los pasos, uno tras otro nos ayudarán en este camino a conseguir resultados, los cuales serán a su vez muy poderosos porque nos darán seguridad y confianza en nosotros mismos y motivación para seguir en el proceso.

De la misma forma que se entra rápidamente en el círculo vicioso del dormir mal, pues sabemos que bastan unas pocas noches de sueño precario para empezar a generar pensamientos y actitudes negativas, viajar en sentido inverso también es muy rápido. Cuando comenzamos a dormir bien nos sentimos mejor durante el día, nuestros pensamientos son más positivos y nuestras emociones son más agradables, por lo que llegamos al final del día más predispuestos a tener una mejor noche.

CÍRCULO VICIOSO DEL INSOMNIO

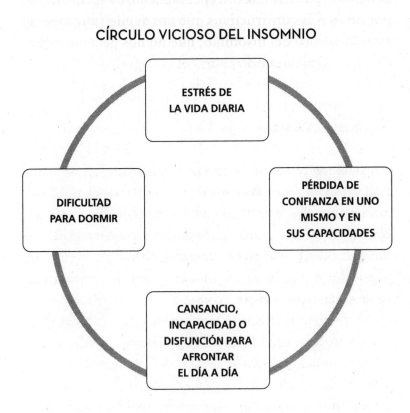

ESTRÉS DE
LA VIDA DIARIA

PÉRDIDA DE
CONFIANZA EN UNO
MISMO Y EN
SUS CAPACIDADES

DIFICULTAD
PARA DORMIR

CANSANCIO,
INCAPACIDAD O
DISFUNCIÓN PARA
AFRONTAR
EL DÍA A DÍA

Una vez consigamos mejorar el sueño y el descanso, es preciso tener en cuenta que en la vida, en el día a día, siempre pueden aparecer situaciones —pérdidas, duelos, enfermedades, crisis sentimentales…— que nos lleven a un estado de alerta o de estrés. Entonces será normal que nuestro sueño se vea alterado. No obstante, la alteración solo debe durar el tiempo que se alargue la situación. Una vez superada la «crisis emocional», tenemos que recuperar el sueño y el descanso. ¿Cómo lo conseguiremos? Pues evitando adoptar conductas incorrectas y perderse en pensamientos irracionales sobre el sueño en el momento en que empezamos a tener alguna noche de insomnio. ¿Una mala noche de sueño predispone a dormir mal la siguiente? Depende. Depende de cómo vivamos el día siguiente y cómo lleguemos al momento de dormir.

Imagina a dos personas. La persona A ha dormido mal por la noche. Se despierta por la mañana muy cansada y fatigada, siente malestar y no tiene demasiadas ganas de ir a trabajar. Al despertarse piensa: «Vaya mala noche he pasado, seguramente hoy tendré un día horrible. No aguantaré la carga de trabajo que tengo por delante». Y aun sin dormirse se queda en la cama intentando descansar, a ver si así puede dormir un poco más. Cuando se da cuenta es muy tarde y tiene que salir corriendo para ir a trabajar. De camino se encuentra un atasco y empieza a pensar que solo le faltaba eso, que todo le pasa a ella, y encima ese día que ha dormido fatal. No para de tocar la bocina y gritar a los demás conductores.

Finalmente llega veinticinco minutos tarde. Lo primero que hace es ir a la máquina de café, y allí se pone a hablar con el compañero que encuentra sobre lo mal que ha dormido y lo mal que se siente y lo horroroso que está el tráfico por la mañana. Intentará pasar el día como pueda e irse pronto a casa. Pero las tareas pendientes apremian, le cuesta concentrarse y no consigue terminar el trabajo tan rápido ni tan bien como ella suele hacerlo.

Entonces se enfada consigo misma y con su entorno, y de todos modos cuando llega a casa es más tarde de lo esperado. Durante el trayecto ya iba deseando meterse en la cama cuanto antes, incluso sin cenar, para poder dormir como mínimo ocho horas. Tiene que recuperar el sueño. Antes de acostarse se siente muy despierta y piensa que aunque está cansada seguramente no se dormirá. Aun así se acuesta pronto y una vez en la cama empieza a dar vueltas. Coge el móvil e intenta desconectar repasando las redes sociales. Le parece que es demasiado pronto para dormirse, pero al menos así su cuerpo descansa. Cada vez más activada, deja el móvil y empieza a pensar en respirar, relajarse… «Nada, otra noche sin dormir, y ya serán dos. Necesito dormir como sea», piensa. Y mientras está en ese pensamiento le entra hambre. «Claro, si no he cenado». No sabe si levantarse a cenar o no. Después de dudar un rato, de darle vueltas a la cabeza, acaba por levantarse para ir a comer algo. Está tan cansada que es incapaz de cocinarse nada. Es tan tarde que solo se le ocurre picotear algo procesado, y se dice que unas madalenas o galletas con leche le vendrán bien. Sin poder parar de comer termina por darse un atracón. Su ansiedad va aumentando por momentos, y el azúcar ingerido no ayuda. Vuelve a la cama, acompañada de sus remordimientos, y nuevamente (unos 45 minutos más tarde) vuelve a internar conciliar el sueño.

Ahora imagina a la persona B. Ha tenido también una mala noche y se ha despertado antes de la hora habitual. Sin embargo, piensa que no pasa nada, que así aprovechará para realizar las tareas del hogar y organizarse sin prisas antes de marcharse hacia el trabajo. Se siente cansada y agotada, aun así, no quiere pensar en ello. Sabe que tendrá que buscar algún momento para poder descansar y aguantar mejor la jornada. Sale con tiempo de casa, y hace bien porque el tráfico está imposible. Aunque encuentra algún atasco, intenta cerrar los ojos y respirar. En el coche escucha una música que le ayuda a relajarse mientras conduce. Ha llegado pronto al trabajo y decide empezar cuanto antes. Sabe que cuando no duerme bien le cuesta más concentrarse y que por eso tendrá que esforzarse. Todo se le hace más difícil, pero cada hora se levanta de la mesa y da una vuelta por el despacho, hace unas respiraciones y para unos minutos para relajar la mente. También sabe que cuando no duerme bien es mejor evitar a los compañeros, evitar conflictos. «Me siento irritable, me lo noto, así que hoy me conviene no meterme en las conversaciones de pasillo».

Sale del trabajo a la hora habitual y piensa que si llega pronto a casa, un pequeño paseo le irá bien. «Estoy cansadísima, pero pasear en el momento de la puesta de sol me ayudará a dormir mejor». Al regresar del paseo come un poquito, sin llenarse demasiado, y se dice que seguramente esa noche dormirá bien. A la hora de acostarse está cansada pero relajada y con deuda de sueño de la noche anterior. Con ese pensamiento se mete en la cama, apaga la luz y empieza los ejercicios de respiración que sabe que la calman.

Después de leer el caso de estas dos personas, de ver sus pensamientos y su forma de actuar al día siguiente de una mala noche y cómo llegan al final de ese día, ¿quién crees que se dormirá con más facilidad y descansará mejor?

Obviamente, tiene más posibilidades de dormir bien la persona B. Su actitud frente a la mala noche y sus comportamientos y creencias a lo largo del día contribuyen a que una mala noche se quede en eso, en una sola mala noche de sueño. Si después de dormir mal pensamos que la noche siguiente tampoco dormiremos, la previsión se cumplirá. Es lo que en psicología llamamos «profecía autocumplida». Nuestro pensamiento nos determina.

Tanto si crees que puedes como si crees
que no puedes, tienes razón.

HENRY FORD

EL MODELO DE LAS TRES P

El modelo de las tres P de Spielman es el que nos ayuda a los expertos en problemas de sueño a explicar el origen, la aparición y el mantenimiento del insomnio. Según este marco conceptual, existen tres tipos de factores que influyen en la causa y el proceso del insomnio. Los hemos ido viendo a lo largo del libro. Estos factores son: los factores predisponentes, los factores precipitantes y los factores perpetuantes. El supuesto central de este postulado es que el insomnio puede mantenerse aunque la causa que lo provocó haya desaparecido.

TEORÍA DE LAS TRES P DE SPIELMAN

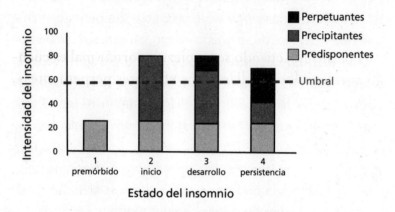

Relación entre factores en el curso del insomnio
Fuente: A. J., Spielman y P. B. Glovinsky (1991),
Introduction: the varied nature of insomnia.

El primer grupo de factores que entra en escena es el de los factores predisponentes, es decir, los que predisponen a padecer la alteración. Los factores principales de este grupo son el género —ser mujer—, la edad —hacerse mayor—, la base genética —tener antecedentes familiares de insomnio— y ciertos rasgos de personalidad —tendencia a preocuparse o a rumiar en exceso—. Como vemos en el gráfico, estos factores por sí solos, aunque favorecen el insomnio, nos hacen más vulnerables a los problemas de sueño o aumentan el riesgo de padecerlos, no son suficientes para hacer que desarrollemos la alteración.

Para ello deben concurrir los factores precipitantes. Estos son los que nos «causan» las noches de insomnio. Los más comunes son las situaciones estresantes o traumáticas, como las pérdidas personales, las enfermedades, el estrés continuado en el trabajo o los conflictos familiares. Como hemos comentado, muchas veces no lo son tanto las situaciones en sí sino las estrategias con que las afrontamos.

Por último, cuando se empieza a dormir mal es cuando aparecen los que llamamos «factores perpetuantes», que son aquellos que mantienen o empeoran el insomnio. Estos factores son las conductas erróneas que adoptamos durante la noche que dormimos mal, los malos hábitos que adquirimos como consecuencia durante el día y los pensamientos o cogniciones irracionales y disfuncionales sobre el sueño que ya hemos mencionado a lo largo del libro.

Los factores perpetuantes hacen que el insomnio perdure aunque la causa o causas que lo provocaron ya no estén presentes. Esto es justo lo que debemos evitar. Por ello, es en esos factores en los que tenemos que centrarnos si aparece de nuevo una situación estresante que pueda precipitar otra vez el insomnio.

Así, es muy importante no adquirir hábitos incorrectos en el momento de iniciar el sueño o en los despertares nocturnos (tener horarios irregulares de sueño, mirar el móvil o la tele en la cama), ni adoptar conductas inadecuadas para compensar la falta percibida de sueño (pasar un tiempo excesivo en la cama sin dormir) ni generar pensamientos disfuncionales con una alta carga emocional (preocupación excesiva por las consecuencias de la falta de sueño, rumiación sobre la incapacidad y el malestar durante el día, miedo a perder el control del sueño).

EPÍLOGO

A lo largo de este libro hemos visto herramientas para luchar contra los factores precipitantes (estrategias adaptadas para afrontar las situaciones estresantes) y perpetuantes (hábitos de sueño adecuados y estrategias para modificar los pensamientos disfuncionales sobre el sueño) del insomnio. Ahora solo queda aplicarlas.

Por supuesto, cada persona es única, y en consecuencia lo es también su descanso. No encontraremos dos personas que descansen igual, con los mismos hábitos, con la misma facilidad, con la misma dinámica o el mismo patrón. En cambio, lo que nos puede dificultar el sueño y el descanso a todos no es tan distinto: situaciones estresantes, rutinas inadecuadas, pensamientos intrusivos… Por fortuna, las soluciones a estos problemas tampoco son tan diferentes. Ni complicadas porque, en el fondo, solamente dependen de nosotros. El color con que pintamos nuestras noches, y nuestros días, lo elegimos nosotros. Lo único que debemos hacer es tomar la paleta y animarnos a empezar.

Porque no lo olvidemos: mejorar nuestro descanso es, en resumidas cuentas, mejorar nuestra vida.

AGRADECIMIENTOS

A Jesús, porque con su sabiduría, calma y bondad consigue que aflore mi mejor yo. Por su cariño y apoyo incondicional, que me fortalece y alienta a realizar mis sueños. Por enseñarme tanto, por cuidarme mucho. Por muchos días y noches a tu lado. Porque ya no podrías no estar.

A mis padres, Núria y Sebastià, que me enseñaron el valor del trabajo, el esfuerzo y el sacrificio.

A mi *iaia*, Pepita, mi segunda madre, mujer fuerte y trabajadora, que a sus noventa y cuatro años sigue demostrándonos que la edad es solo un número.

A mi hermana Montse, mi mitad.

A mi hermano Sebas, el *nen* que se va haciendo mayor.

A mis sobrinas Marta y Núria, mis segundas hijas. Luchadoras natas, de gran corazón, que demuestran cada día que uno puede dirigir su vida, que nada viene determinado de nacimiento.

A Irene, Clara y Víctor, mis «hijos mayores», por ponérmelo tan fácil.

Y al resto de mi gran familia extensa, que me hace vivir momentos de felicidad cuando nos reunimos junto a esas mesas largas llenas de risas y afecto… Carles, Eugenia, Marta, Samuel, Agustí, Dolors, Agustí, Eduard y Xavier.

A mis amigas, Montse, Vero y Nelia, por estar ahí, compartiendo todo, en el pasado y en el presente.

A mis compañeras de CP por su apoyo y aguante de mis «rollos» de sueño.

A Marta, Mariví y Pau, por ser piezas extraordinarias de valor en mi puzle.

A Oriol, por elegirme y darme la oportunidad de ayudar a muchos.

A Eduard y Sisco, mis «padres del sueño», y también a Ferrán y Manu, que entre todos sembraron en mí parte de los conocimientos en torno al sueño. Y a Toni, por contagiarme su amor y entusiasmo por este mundo tan maravilloso.

A mis pacientes, que me han complementado esas enseñanzas y me permiten cumplir mi propósito. Porque son ellos el motivo por el que sigo cada día aprendiendo más. Para poder ayudarles a dormir más y mejor.

Y a vosotros, mis lectores, porque sin lectores este libro sería solo eso, papel con letras.

En el siguiente código QR encontrarás material complementario a la lectura para ayudarte a afianzar conceptos y poner en práctica lo aprendido. Podrás encontrar vídeos con ejercicios para conseguir relajarte antes de ir a la cama y por si te despiertas en mitad de la noche. Son ejercicios de parada de pensamiento, de respiración consciente y de relajación muscular. También encontrarás plantillas con ejercicios o con más información para conseguir, por fin, dormir mejor.

¡Felices sueños!